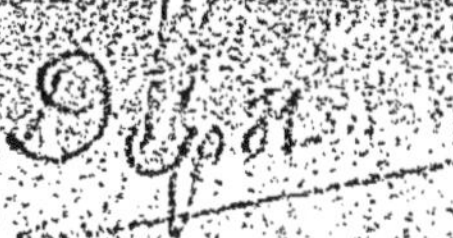

LIGUE CONTRE LA MYOPIE

COMMENT ON PRÉSERVE

L'ŒIL DU LISEUR

DE LA MYOPIE

DE SES PROGRÈS, DE SES COMPLICATIONS

PAR

Le Docteur E. ROLLAND

Chirurgien-oculiste à Toulouse.

« Nous sommes plus myopes que nos ancêtres parce que nous nous mettons de gaieté de cœur dans les conditions qui créent de toutes pièces la myopie, ou pour parler plus exactement, parce que par ignorance ou par incurie nous permettons qu'on y mette nos enfants. »

FONSSAGRIVES.

Avec quatre figures dans le texte.

PARIS

LIBRAIRIE A. MALOINE

[…]E DE L'ÉCOLE DE MÉDECINE

TOULOUSE

BULLETIN D'OCULISTIQUE

21, RUE DES CHALETS, 21

1900

LIGUE CONTRE LA MYOPIE

COMMENT ON PRÉSERVE L'ŒIL du Liseur

DE LA MYOPIE

DE SES PROGRÈS, DE SES COMPLICATIONS

PAR

Le Docteur E. ROLLAND

Chirurgien-oculiste à Toulouse.

« Nous sommes plus myopes que nos ancêtres parce que nous nous mettons de gaieté de cœur dans les conditions qui créent de toutes pièces la myopie, ou pour parler plus exactement, parce que par ignorance ou par incurie nous permettons qu'on y mette nos enfants. »

FONSSAGRIVES.

Avec quatre figures dans le texte.

PARIS
LIBRAIRIE A. MALOINE
[...]E DE L'ÉCOLE DE MÉDECINE

TOULOUSE
BULLETIN D'OCULISTIQUE
21, RUE DES CHALETS, 21

1900

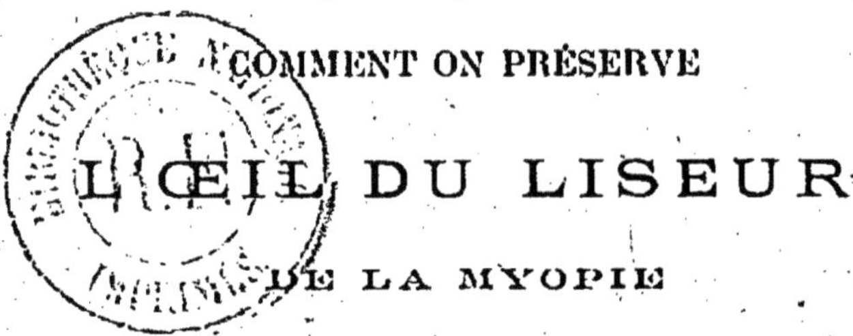

COMMENT ON PRÉSERVE

L'ŒIL DU LISEUR

DE LA MYOPIE

DE SES PROGRÈS, DE SES COMPLICATIONS

LIGUE CONTRE LA MYOPIE

COMMENT ON PRÉSERVE

L'Œil du Liseur

DE LA MYOPIE

DE SES PROGRÈS, DE SES COMPLICATIONS

PAR

Le Docteur E. ROLLAND

Chirurgien-oculiste à Toulouse.

« Nous sommes plus myopes que nos ancêtres parce que nous nous mettons de gaieté de cœur dans les conditions qui créent de toutes pièces la myopie, ou pour parler plus exactement, parce que par ignorance ou par incurie nous permettons qu'on y mette nos enfants. »

FONSSAGRIVES.

Avec quatre figures dans le texte.

PARIS

LIBRAIRIE A. MALOINE

23, RUE DE L'ÉCOLE DE MÉDECINE

TOULOUSE

BULLETIN D'OCULISTIQUE

21, RUE DES CHALETS, 21

1900

TABLE ANALYTIQUE DES MATIÈRES

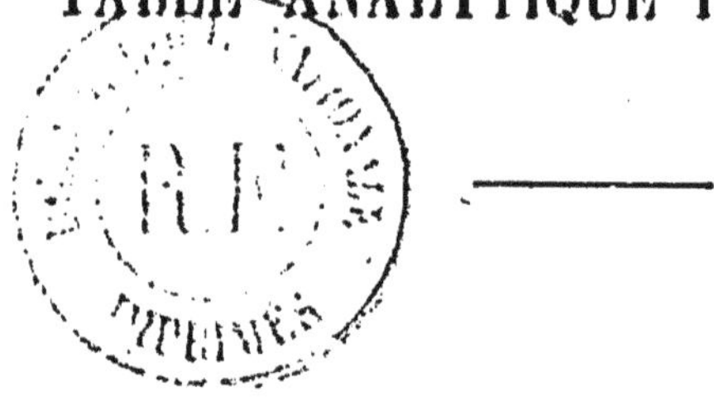

I.

COMMENT ON LUTTE CONTRE LA DIMINUTION DE LA RÉSISTANCE DU FOND DE L'ŒIL.

II.

COMMENT ON LUTTE CONTRE L'AUGMENTATION DE LA PRESSION INTRA-OCULAIRE.

COMMENT ON PRÉSERVE

L'ŒIL DU LISEUR

DE LA MYOPIE

DE SES PROGRÈS, DE SES COMPLICATIONS

« Nous sommes plus myopes que nos ancêtres parce que nous nous mettons de gaieté de cœur dans les conditions qui créent de toutes pièces la myopie, ou pour parler plus exactement, parce que par ignorance ou par incurie nous permettons qu'on y mette nos enfants. »

FONSSAGRIVES.

La myopie axile ayant deux causes ; une diminution de la résistance du fond de l'œil et une augmentation de la pression intraoculaire, pour prévenir la myopie, comme pour la guérir, il suffit de supprimer l'une d'elles.

— On lutte contre la première en évitant ou en supprimant : 1° les circonstances (l'insuffisance des exercices physiques, etc.) qui engendrent la déchéance organique; les circonstances (mauvaise disposition des sièges, des tables, chaleur des sources lumineuses, étroitesse et hauteur du col des chemises) qui, en favorisant la congestion de la tête et de l'œil, font le lit à la choroïdite.

La LISEUSE OPTOSTAT est : construite sur mesure, à réglage progressif; simple; durable; peu coûteuse; unipersonnelle; prophylactique et curatrice de la myopie. Elle comprend trois organes : la table, la chaise, l'optostat.

La **table** est fixe, à hauteur grande et constante; son dessus est divisé en trois feuillets : un feuillet central ou pupitre, deux feuillets latéraux ou étagères.

Le *feuillet central* ou *pupitre* peut prendre la position horizontale, la position d'écriture et la position de lecture, sans mécanisme,

Le chevalet porte-livre. — L'appui-main mobile est un accessoire très simple mais très utile du feuillet central. Il a tous les avantages d'un rebord et plusieurs autres, mais n'en a pas les inconvénients.

Les *feuillets latéraux* ou *étagères* procurent une série de commodités au liseur.

Le siège est une chaise en paille, ou cannée, à dossier droit, donnant la *différence*, sans mécanisme, — l'appui-pieds. — LA LISEUSE OPTOSTAT, grâce à des dispositions particulières, donne à un degré extrême la *distance négative*, sans laquelle tous les perfectionnements des tables et des sièges destinés aux liseurs sont inutiles.

L'optostat : sa supériorité sur les appareils visant le même but se résume dans ces mots : « Ce n'est pas un carcan, c'est un garde-fou. » Figure faisant mieux comprendre son mécanisme qu'une description.

J'ai montré[1] que pendant la lecture, le travail de près, la rétine (la plaque de la chambre noire oculaire) est refoulée de la zone emmétropique[2] vers la zone myopique, autrement dit, que l'axe antéro-postérieur de l'œil devient trop long (au-dessus de 23 millimètres), *a un excès d'allongement* sous l'influence de deux causes :

1° Une diminution de la résistance du fond de l'œil;
2° Une augmentation de la tension intra-oculaire.

Or, comme ces deux causes jouent, à l'égard de l'allongement de l'œil, le rôle de composantes également nécessaires, il en résulte que pour prévenir l'excès d'allongement, comme pour le rendre stationnaire, pour prévenir la myopie du liseur, comme pour la guérir, il suffit de supprimer l'une d'elles.

1. *La Myopie des liseurs, sa cause, ses dangers, sa cure*, par le Dr E. ROLLAND. *Bulletin d'oculistique*, éditeur, Toulouse et toutes librairies de la France et de l'étranger); in-8°, 121 pages; *franco*, 2 fr.

2. Théoriquement, l'œil *emmétrope* est un œil dont la rétine se trouve exactement au foyer principal postérieur de son système optique. Il est évident qu'il y a un moment où la rétine de l'œil hypermétrope, refoulée de la zone *hypermétropique* vers la zone *myopique*, s'y trouve.

Mais la clinique enseigne que l'*emmétropie* n'est pas un point, mais une *zone* s'étendant de 0,16mm en avant du foyer principal (hypermétropie de + 0,46d) à 0,10mm en arrière du foyer principal (myopie de — 0,5d).

Si bien que les yeux bons, normaux, *emmétropes*, sont non seulement ceux (très rares) dont la rétine est exactement au foyer et saine, mais encore ceux dont la rétine saine est *légèrement* en avant ou *légèrement* en arrière du foyer principal du système optique.

Autrement dit, les yeux bons, normaux, *emmétropes*, sont presque toujours ou des yeux *restés* légèrement hypermétropes ou des yeux *devenus*, par le mécanisme indiqué (voir *Myopie des liseurs*), légèrement myopes.

I.

COMMENT ON LUTTE CONTRE LA DIMINUTION DE LA RÉSISTANCE DU FOND DE L'ŒIL.

Il faut éviter ou supprimer les circonstances qui l'engendrent :

a) Celles qui produisent la déchéance organique;

b) Celles qui, en favorisant la congestion de l'œil, font le lit à la choroïdite.

a) *Les premières* (voir *Myopie des liseurs*, p. 42), sont l'hérédité, la croissance rapide, un état de santé générale défectueux, l'insuffisance des exercices physiques à laquelle se trouve condamnée la majeure partie des écoliers et des liseurs.

Insuffisance des exercices physiques.

C'est M. Georges Martin, de Bordeaux, qui le premier a démontré (1894), à l'aide de preuves empruntées à la littérature ophtalmologique et par des faits de sa pratique personnelle, l'utilité des exercices physiques dans la prévention et la cure de l'excès d'allongement, de la myopie.

Notre savant confrère avait lu quelque part que l'équitation était un excellent moyen à opposer au développement de la myopie. Mais comme ce conseil, donné par un médecin non spécialiste, n'était accompagné d'aucun fait de nature à en montrer l'importance, M. Georges Martin n'avait été frappé que par son étrangeté.

M. Georges Martin savait encore que le professeur Arlt, de Vienne, recommandait aux élèves myopes de faire des voyages à pied pendant les vacances, et que cet éminent ophtalmologue, atteint lui-même de myopie acquise, avait trouvé une diminution de sa myopie dans l'application personnelle de ce conseil.

M. Georges Martin a donné, de l'utilité des exercices physiques dans la prévention et dans la cure de l'excès d'allongement de l'œil, six preuves :

1o Si l'on recherche le pays qui présente le plus grand nombre de myopes, on constate que c'est celui où le moins de temps est consacré aux exercices physiques, et, inversement, on remarque que le chiffre le moins élevé de myopes se rencontre chez le peuple qui s'y livre le plus. En Allemagne, la totalité des heures de gymnase pendant les huit années de scolarité est de 650, et la proportion moyenne des myopes est de 35 %. En Angleterre, où la totalité des heures de gymnase pendant les huit années de scolarité est 4,500, la porportion moyenne des myopes est de 20 %.

2° M. Motais, d'Angers, a constaté qu'à l'École des arts d'Angers la myopie n'augmente pas pendant les trois années de séjour, et qu'au Prytanée militaire elle est inférieure à la moyenne des autres lycées. M. Motais a trouvé, notamment, que la proportion des myopes à la Flèche était, en rhétorique et en philosophie, de 26 %, tandis que cette proportion atteignait pour ces deux classes 46 % dans les collèges et lycées du centre-ouest de la France. Cependant, fait remarquer M. Motais, à l'École des arts et à la Flèche, les conditions d'hygiène oculaire sont déplorables, et la moyenne de l'instruction (Prytanée militaire) est égale à celle des autres lycées; *mais les études sont d'une heure, une heure et quart* au plus, et *coupées par des travaux manuels*[1] et des *exercices physiques* très actifs.

3° C'est surtout l'essai tenté en Allemagne, à Giessen, qui est instructif. En 1879, le collège de cette ville fut reconstruit et, malgré les grandes améliorations apportées dans les dispositions de l'édifice et dans les aménagements intérieurs, le chiffre de la myopie restait sensiblement le même. En 1881, il était de 27,6 %. En 1884, un décret ministériel rendit impossible le surmenage des élèves. Les travaux d'application furent restreints, l'enseignement n'eut lieu que le matin, interrompu par des récréations assez longues.

Dans l'après-midi, les élèves avaient bien quelques devoirs à faire chez eux, mais la durée de ce travail était toujours pro-

1. « A l'École des Roches, le *Collège Normand*, près Verneuil (Eure), on a adopté en l'améliorant le système des travaux manuels. En des ateliers bien aérés les élèves peuvent faire de la menuiserie, de la charpente, du tour, etc., construire des barques, des bureaux, etc., récréations que tous les enfants aiment. Derrière La Guichardière, la charmante et confortable demeure de M. Demolins, le directeur de la *Science sociale* et de l'École des Roches, se trouve une fonderie où les élèves apprennent l'usage du fer avec le concours du directeur de la fonderie, un de leurs professeurs. Dans le même hameau existe une grande ferme, où les élèves, suivant la section d'agriculture, reçoivent un enseignement vivant.

(*La France de demain.*)

portionnée à leur âge ; pour les enfants de six à neuf ans, il ne devait pas excéder trente à quarante minutes et pour les jeunes gens de quinze à dix-huit ans, jamais dépasser trois heures. Les bienfaits, de ce nouvel état de choses ne se firent pas longtemps attendre. Cinq ans après, en 1889, alors que tous les myopes antérieurs à 1884 n'avaient pas encore quitté l'établissement, Van Hippel constata que la proportion des myopes, au lieu d'être de 27,6 %, n'était plus que de 17 %. Il nota également des moyennes myopiques moins élevées, des acuités visuelles meilleures et des complications plus rares.

Van Hippel, après avoir fait remarquer que la réduction des heures de travail ne porta aucune atteinte à l'instruction des élèves qui arrivèrent aux examens parfaitement préparés, se livre aux deux réflexions suivantes :

a. Malgré les meilleures constructions et arrangements intérieurs de l'école, malgré toutes les mesures hygiéniques, un bon nombre d'élèves deviennent myopes à l'école ; chez d'autres, la myopie augmente.

b. C'est au moyen de mesures hygiéniques que la fréquence de la myopie peut être diminuée et que, dans la très grande majorité des cas, son degré peut être tenu dans des limites modérées.

4° Chez les jeunes filles qui, ainsi que chacun le sait, s'adonnent à fort peu de mouvements, qui passent souvent leurs récréations à travailler à des ouvrages manuels, à des exercices de piano ou qui se livrent à des jeux d'esprit, la myopie scolaire, à égalité de programme, se montre plus fréquente que chez les garçons.

Les chiffres suivants en fournissent la preuve :

	Garçons	Filles
Manz	6,2 %	7,2 %
Pflüger	5,0 %	8,0 %
Hoffman	12,0 %	26,6 %
Romiée	0,7 %	1,7 %
Romiée	2,2 %	5,0 %
Mets	1,8 %	2,4 %
Florschütz	12,0 %	14,0 %
Netoliczka	7,0 %	10,5 %
Villy	32,0 %	51,0 %

En outre, s'il faut en croire diverses recherches, la myopie atteindrait rapidement des degrés plus élevés chez les jeunes filles que chez les jeunes garçons. Widmarck a remarqué que, dans les classes supérieures, les filles étaient plus myopes que les garçons, bien qu'elles missent plus de temps (un à deux ans) à l'étude des mêmes matières. Cet observateur a également noté que la moyenne la plus élevée se trouvait dans une école de filles. La statistique de Villy, à Chaux-de-Fonds, nous montre que, dans les classes correspondantes, une moyenne myopique plus élevée s'observe chez les filles.

5° Dans les écoles de la campagne, les élèves, qui mènent une existence plus conforme aux lois de la nature[1], présentent toujours une proportion beaucoup moindre de myopie que ceux des écoles d villes, dont cependant les programmes d'études sont les mêmes.

Les premiers, une fois libres, vivent pour ainsi dire au grand air, jouent presque continuellement et font souvent plusieurs kilomètres pour se rendre à l'école; les seconds, au contraire, sortent de la classe pour aller se renfermer immédiatement dans une chambre étroite où l'air et la lumière manquent souvent. Chez ceux-là, d'après Cohn, le pourcentage de la myopie serait de 1,04 (et même certaines écoles de village en seraient complètement exe ·tes); chez ceux-ci, la proportion moyenne atteindrait 10,4 %. Cette immunité relative des jeunes campagnards à la myopie scolaire se retrouverait plus tard s'ils poursuivent des études commerciales ou industrielles.

6° Depuis que M. Georges Martin a appris que les exercices physiques contribuent à abaisser la proportion des myopes, notre confrère n'a laissé passer aucune occasion d'y recourir dans la prévention et dans la cure de la myopie. De 1891 à 1894, M. Georges Martin « a préservé une vingtaine d'écoliers d'une myopie sûrement menaçante. » Et notre confrère, visant les plus redoutables adversaires des oculistes qui veulent conjurer le désastre myopique, ajoute : « J'en aurais préservé un « plus grand nombre, *si tous les parents* eussent consenti à « l'application de mes idées. Ce sont particulièrement ceux (les « parents) *qui sont myopes* qui s'y refusent. Imbus de l'idée « de l'hérédité myopique, ils ne comprennent pas comment le « moyen proposé peut agir à titre prophylactique. A la vérité, « la myopie est souvent héréditaire; mais, *bien que telle, elle « est néanmoins évitable* dans certaines circonstances. Ce que

1. « N'est-ce pas une pitié que dans un pays où il y a tant de gens s'occupant d'hygiène, où il y a une Académie de médecine, on tolère que des enfants soient enfe·més dans les prisons noires et sans air que sont nos lycées et collèges des grandes villes. »

(*La France de demain*, 15 mai 1900.)

« les parents transmettent aux enfants, ce n'est pas une con-
« formation spéciale de l'œil qui les conduit à la myopie, mais « tout simplement leur tempérament, leur nervosité, leur dis-« position au spasme et, ajoutons-le, leurs habitudes. »

b) Le deuxième groupe des circonstances qui occasionnent la congestion de la tête et de l'œil se subdivise en deux classes :

1° *Celles qui rendent obligatoire le rapprochement graduel de l'objet, le travail la tête penchée sur l'objet fixé, le corps courbé en avant* : la mauvaise disposition des sièges et des tables, des livres mal imprimés, un mauvais éclairage, l'écriture penchée, la broderie, la tapisserie, etc.

2° *Celles qui produisent directement l'hyperhémie de la tête et de l'œil* : le travail dans une pièce surchauffée, mal aérée, encombrée, la *chaleur des sources lumineuses*, l'étroitesse et la hauteur du *col des chemises*, les digestions pénibles, toutes les maladies aptes à déterminer une rupture notable entre la circulation générale et les circulations spéciales à certains appareils, comme la circulation cardiaque d'abord, puis celle du foie (système de la veine-porte), des poumons, du système utérin, la dysménorrée, la ménopause, les maladies qui se rattachent au système vasculaire lui-même, les hémorroïdes, les dispositions variqueuses, etc.

Mauvaise disposition des tables et des sièges.

On évite la mauvaise disposition des tables et des sièges en les construisant d'après certains principes, qui ne sont pas sortis tels du cerveau d'un seul pédagogue ou d'un seul médecin, mais sont la traduction des recherches d'une multitude de gens instruits de tous les pays.

Ces principes doivent être respectés non seulement quand on construit les tables et les bancs sur lesquels les écoliers lisent dans les établissements d'instruction, ou dans leur famille, mais encore quand on construit les tables, les fauteuils sur lesquels le notaire, le journaliste, le comptable, etc., travaille dans son étude, dans son cabinet, dans son magasin.

Car ce n'est pas l'*école seule* qui est, comme on le dit partout, une *fabrique de myopes*.

Toute maison dans laquelle on lit, on travaille de près sur une table, un siège de construction défectueuse, est une *fabrique de myopes*.

Sans doute, les débuts myopiques sont plus nombreux chez

les écoliers. Mais, comme le prouve ma communication à l'Académie de médecine (janvier 1900), il y a dans *tout œil* de liseur, de *tout âge*, un excès d'allongement, une myopie qui sommeille.

LA LISEUSE OPTOSTAT.

La **Liseuse optostat,** est :

1° *Scientifiquement construite sur mesure*[1] ;

2° A *réglage progressif*, apte à procurer au liseur devenu adulte les bénéfices qu'il en retirait quand il était enfant ;

3° *Simple*, sans aucun mécanisme ;

4° *Durable*, entièrement en chêne (ciré), de fabrication très solide et soignée ;

5° *Peu coûteuse*, son prix est inférieur à celui des appareils qui recherchent le même but ;

6° *Unipersonnelle*[2], à une seule place « le mobilier unipersonnel est le meuble hygiénique par excellence, l'idéal. » (Bourgeois, de Reims, *La vue des écoliers*.)

7° *Prophylactique et curatrice*, capable de prévenir l'excès d'allongement de l'œil et de le rendre stationnaire.

La **Liseuse optostat** comprend trois organes :

La table ;
La chaise ;
L'optostat.

LA TABLE.

La table de la **Liseuse optostat** est :

1° *Fixe*, son dessus ne monte ni ne descend, est invariable. « Les tables mobiles, les sièges qui se montent et se descendent à volonté doivent être laissés de côté. » (Prof. Emmert, de l'Université de Berne.)

2° A *hauteur grande et constante*. « Cela présente deux avantages ; d'abord, le maître (souvent myope lui-même) n'est pas obligé de se baisser outre mesure pour la correction ou pour la surveillance des devoirs des petits enfants placés **devant**

1. Une photographie adressée à la personne chargée de relever les mesures rend ce travail extrêmement simple et facile.

2. Les tables-banc seront à une ou deux places, mais de préférence à une place. (*I. Ministérielle*, 18 janvier 1887.)

LA LISEUSE OPTOSTAT

Du docteur E. ROLLAND

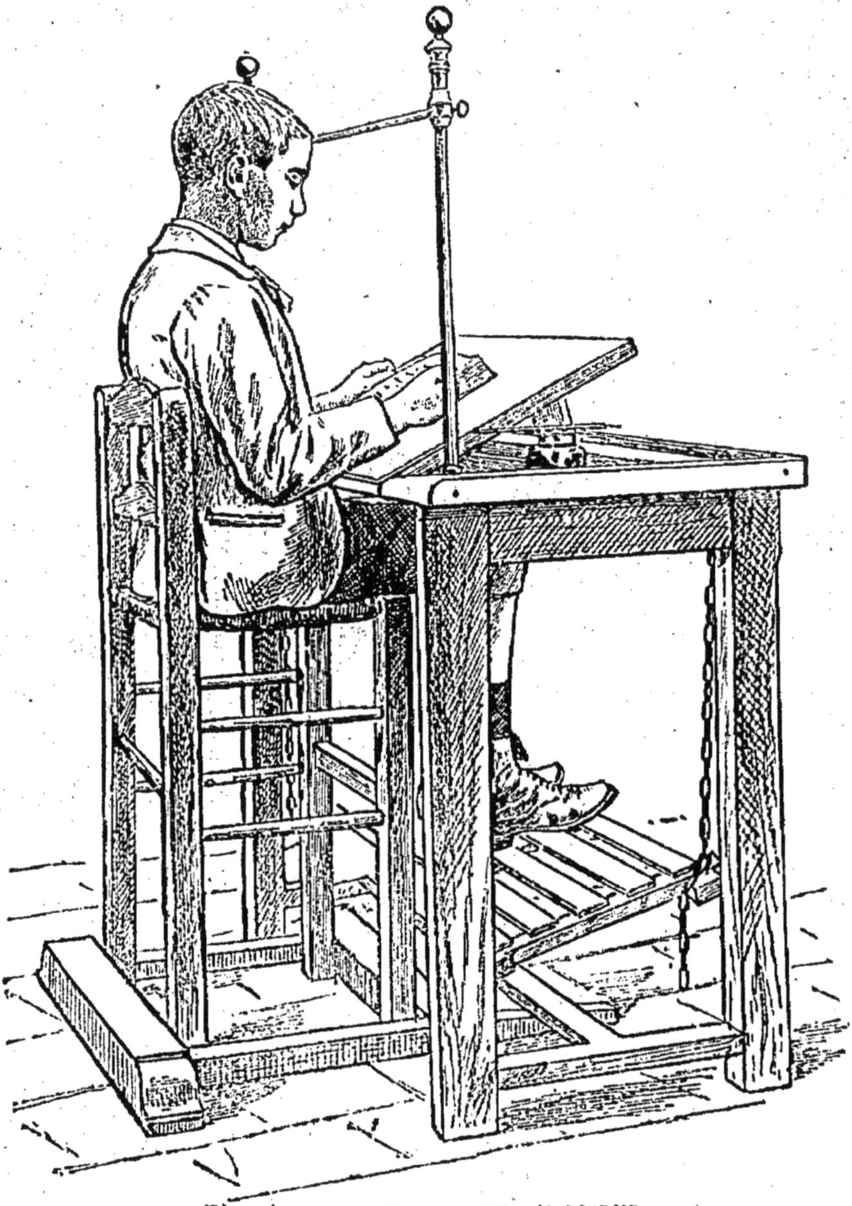

Fig. 1. — BONNE POSITION DU LISEUR.

(La table et la chaise sont en distance NÉGATIVE de 5 centimètres.)

une table adaptée à leur taille; ensuite, dans une même classe, les sources de lumière étant toutes à la même hauteur, il en résulte que toutes les places reçoivent une égale quantité de lumière, les tables étant également élevées, alors que l'éclairage est de plus en plus défectueux, à mesure que la hauteur des tables va en diminuant. » (Bourgeois, *loc. cit.*).

3° A *dessus divisé en trois feuillets :*
Un central (le pupitre);
Deux latéraux (les étagères);

LE FEUILLET CENTRAL ou pupitre peut prendre, sans mécanisme :

a) *La position horizontale* (couture, etc.);
b) *La position d'écriture* (graduateur placé sur le fond);
c) *La position de lecture.*

Le FEUILLET CENTRAL a deux accessoires :
Le chevalet porte-livre;
L'appui-main mobile.

Le *chevalet porte-livre*, adapté sur la face supérieure du feuillet central, transforme la position *suffisante* (Rapport Belliard) de lecture (graduateur placé dans la feuillure horizontale de l'étagère antérieure) en position *idéale*[1] de lecture.

L'appui main mobile s'adapte très facilement au feuillet central quand on introduit ses deux goujons dans les petits tubes en cuivre entaillés dans la partie *inférieure* (position d'écriture) ou dans la partie *médiane* (position de lecture) du cadre du feuillet central.

L'utilité de l'*appui-main mobile* est extrême quand le FEUILLET CENTRAL est incliné.

a) Il rend les mêmes services que le *rebord* habituel des pupitres, mais n'en a pas les inconvénients[1].

b) Il permet d'écrire commodément sur les lignes les plus

1. Parlant de l'inclinaison du dessus de la table, le professeur Emmert dit : « Ce qui conviendrait le mieux à l'œil serait que l'inclinaison du feuillet de la table soit assez forte, afin que lorsque l'élève « regarde au milieu d'un grand livre ou d'un cahier, la distance de « l'œil au bord supérieur du livre soit la même qu'au bord inférieur.
« Mais de cette manière l'inclinaison de la table devrait être si forte « que les livres et les cahiers glisseraient très facilement et qu'un « *rebord* serait nécessaire pour empêcher cet accident. Or, toute personne qui a déjà travaillé à un pupitre à rebord sait combien ce « rebord est à la longue désagréable pour le bras qui tient la plume. »

basses d'un registre, d'un cahier incliné.

c) Il facilite l'écriture droite;

d) Il réfrène l'exagération de la pente imprudemment et inutilement donnée au papier pendant l'écriture, à main levée où expédiée;

d) « Il maintient, par pression, le papier préalablement introduit entre sa face inférieure et la face supérieure du pupitre et permet, par suite, aux manchots d'écrire et aux liseurs de prendre des notes d'une main, tandis que l'autre tourne les pages du livre, du registre, du cahier ou les textes à copier ou à analyser, etc., se trouvent.

Les FEUILLETS LATÉRAUX du dessus de la table, ou ÉTAGÈRES (dont la largeur peut varier au gré du liseur) sont et demeurent horizontaux :

a) Ils permettent au liseur de déposer les cahiers, les livres, qu'il n'utilise pas, à sa portée, de les reprendre sans sortir de son siége[1];

b) Ils procurent à l'encrier mobile ou amovible la place qu'exige le puisage facile de l'encre et la propreté des livres[2], des cahiers, de la LISEUSE, des vêtements.

LE SIÈGE.

Le siége de la **Liseuse-Optostat** est une chaise en paille, ou cannée[3]. Sa largeur d'avant en arrière est proportionnée à la longeur des cuisses.

1. Une petite caisse sous le siége de l'élève n'a pas les inconvénients de la *planche sous la table*, ni de la caisse adaptée sur le siége. En revanche, l'on ne peut enlever les livres et les cahiers surtout avec une distance *négative* ou même *nulle* (voir plus loin) entre le siége et la table **qu'en sortant du siége**, ce *qui n'est pas à souhaiter pendant les leçons.*

« Ensuite, l'élève n'a pas la possibilité, étant assis, de replier ses jambes sous le siége, ce qui assez souvent est un délassement agréable. » (Professeur EMMERT, de l'Université de Berne.)

2. « Pour que les textes imprimés conservent toute leur netteté il importe que les écoliers en aient soin, qu'*ils évitent les taches d'encre* et les passages de doigts malpropres. » (Javal-Bourgeois, *loc. cit.*)

3. Je ne tiens aucun compte de l'objection « il faut alors une chaise par enfant. » Car ni les familles ni l'Etat n'ont le droit de soutenir qu'à des enfants auxquels on achète un couvert d'argent ou de ruoltz pour éviter à leurs lèvres le contact désagréable d'une cuillère de fer, on ne peut pas acheter une chaise de paille commune pour éviter à

Son dossier droit [1] offre un point d'appui à la région lombaire, « ce qui est beaucoup mieux supporté que lorsque le dossier s'élève jusqu'aux omoplates. » (Bourgeois, *loc. cit.*

Les quatre pieds sont vissés dans un cadre de chêne, qui en unissant solidement la chaise à la table, conserve la *distance négative* (voir plus loin) et évite le bruit que, dans les écoles, font les chaises et les bancs *libres*.

Différence. — En mobilier du liseur, on appelle *différence* le rapport de hauteur entre le bord antérieur du siége et le bord postérieur de la table (celui tourné du côté du liseur.)

Ma formule de la *différence* est la suivante :

Quand le liseur est bien assis [2], les bras rapprochés du corps, les avant-bras parallèlement à cheval sur le bord postérieur de la table, le *coude* doit être à quatre centimètres au-dessous du niveau de l'arête supérieure du bord postérieur.

Pour procurer au mobilier du liseur destiné aux enfants la possibilité de conserver la *différence* malgré la croissance, le génie des constructeurs a multiplié les moyens mécaniques de monter et de descendre à volonté les siéges et les tables. Or, comme l'écrit fort justement le professeur Emmert, « les tables mobiles, les siéges, qui se montent et se descendent à volonté, *doivent être laissés de côté*, si l'on veut éviter les contusions de tout genre (aux doigts et ailleurs) et si l'on ne veut pas avoir à chaque instant des réparations à faire. »

La chaise de la **Liseuse-Optostat** destinée à l'enfant conserve donc la *différence* sans mécanisme.

Elle est livrée avec une hauteur calculée d'après des mesures demandées après acceptation de la commande.

Puis, tous les six mois, tous les ans, au lieu de descendre le siége à l'aide d'un mécanisme détraqué par six ou douze mois de heurts et de poussière, etc., on diminue (trait de scie) la hauteur des quatre pieds de la chaise du nombre de centimètres dont le coude de l'enfant dépasse le niveau que je viens d'indiquer.

leurs yeux l'allongement, l'excès d'allongement, la myopie, la dégradation de l'acuité visuelle, une candidature à l'inutilité sociale.

1. Le dossier qui soutient la région des reins est, d'après les remarquables recherches du professeur H. Meyer, de Zurich, l'appui le meilleur et le plus important pour le dos et pour tout le corps.

2. Le liseur est bien assis quand son pied repose à plat sur le sol ou sur un *appui-pieds*, ses cuisses sur le bord antérieur du siége légèrement, sans être comprimées, quand, enfin, les genoux ne sont pas élevés au-dessus de l'horizontale.

Cette descente semestrielle ou annuelle de la chaise de la **Liseuse-Optostat** ainsi obtenue, on baisse le *plancher mobile* (appui-pieds) d'un nombre de chaînons correspondant à la diminution de la hauteur des pieds de la chaise. Il en est ainsi quand les cuisses du liseur sont redevenues horizontales.

DISTANCE NÉGATIVE. — Une condition du mobilier du liseur, d'une importance telle que si elle n'est pas observée tous les autres perfectionnements des sièges, des tables sont inutiles, est la distance *négative* [1].

Dans beaucoup d'établissements d'instruction et dans toutes les maisons particulières, les tables ne permettent qu'une distance *positive* de dix centimètres à trente centimètres [2].

La LISEUSE-OPTOSTAT, à l'aide d'artifices de construction plus faciles à comprendre quand on les voit qu'à décrire, procure la distance *négative* et de cinq centimètres [3].

L'OPTOSTAT.

Tous les oculistes sont convaincus que la lecture entre 30 et 40 centimètres pour prévenir l'excès d'allongement de l'œil, pour lui CONSERVER son *acuité visuelle*, sa raison d'être, son *coefficient d'utilisation* dans la marine, dans l'armée, dans l'industrie, dans les professions libérales, son *rendement*

1. On dit que la distance entre le bord antérieur du siège et le bord postérieur de la table est *négative* quand le bord antérieur du siège est en avant d'une ligne verticale allant du bord postérieur de la table au sol. La distance est *nulle* quand le bord du siège est en contact avec cette verticale, et *positive* quand le bord antérieur du siège n'atteint pas cette verticale.

La distance *nulle* que depuis quelques années certains modèles donnent est le *strict nécessaire.*

2. Plus la distance *positive* est grande, plus la table est éloignée du siège, plus aussi le haut du corps doit se pencher en avant pour porter la tête au-dessus du cahier ou du livre, aggraver la mauvaise position (voir figure 2, p. 20). Ce dont chacun peut s'assurer au moyen d'une chaise et d'une table quelconque.

3. « Si la distance *négative* n'est pas observée soit volontairement, soit involontairement, *toutes les formes perfectionnées* de bancs et de tables sont rendues inutiles. » (Professeur Emmert). Avec une table à *différence normale* ayant des tiroirs de forme quelconque, une ceinture d'une hauteur courante, le liseur est dans l'impossibilité absolue de lire commodément à distance *négative*, ou même *nulle* pendant une heure. Avec la LISEUSE-OPTOSTAT, on travaille (et j'ai travaillé à distance *négative* de cinq centimètres (chiffre jusqu'à cette heure inconnu) très agréablement six heures *sans quitter le siège.*

visuel individuel et social, est une nécessité aussi impérieuse que la respiration pour conserver la vie.

Mais tous également déclarent avec Landolt qu'il est plus facile d'indiquer des règles que d'en obtenir l'exécution.

Les enfants ont une tendance extraordinaire à rapprocher la tête des objets sur la table de travail (voir fig. 2), et les liseurs myopes, même légèrement, commettent sur leurs misérables yeux le même attentat. Là, comme ailleurs, le respect des lois exige un bon gendarme.

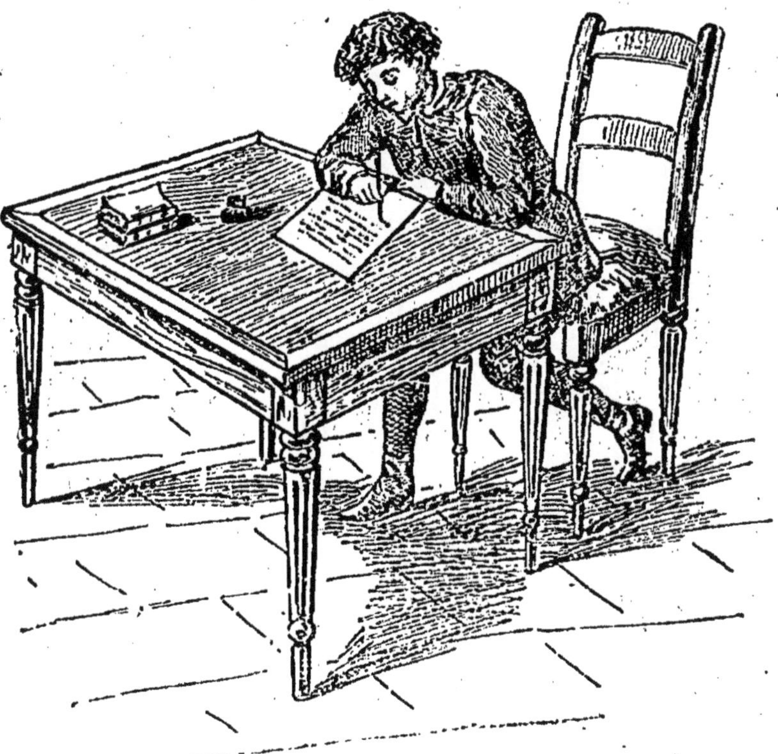

Fig. 2. — MAUVAISE POSITION DU LISEUR.

(La chaise et la table sont en distance POSITIVE.)

Les oculistes et leurs aides en ont créé un régiment.

Je les ai tous chargés de maintenir à 30 centimètres du livre la tête des liseurs, mes clients, et c'est leur emploi qui m'a progressivement conduit à celui de l'appareil dit **optostat.**

Le mécanisme de l'**optostat** est tellement simple, qu'il suffit de regarder la figure 3 pour le comprendre.

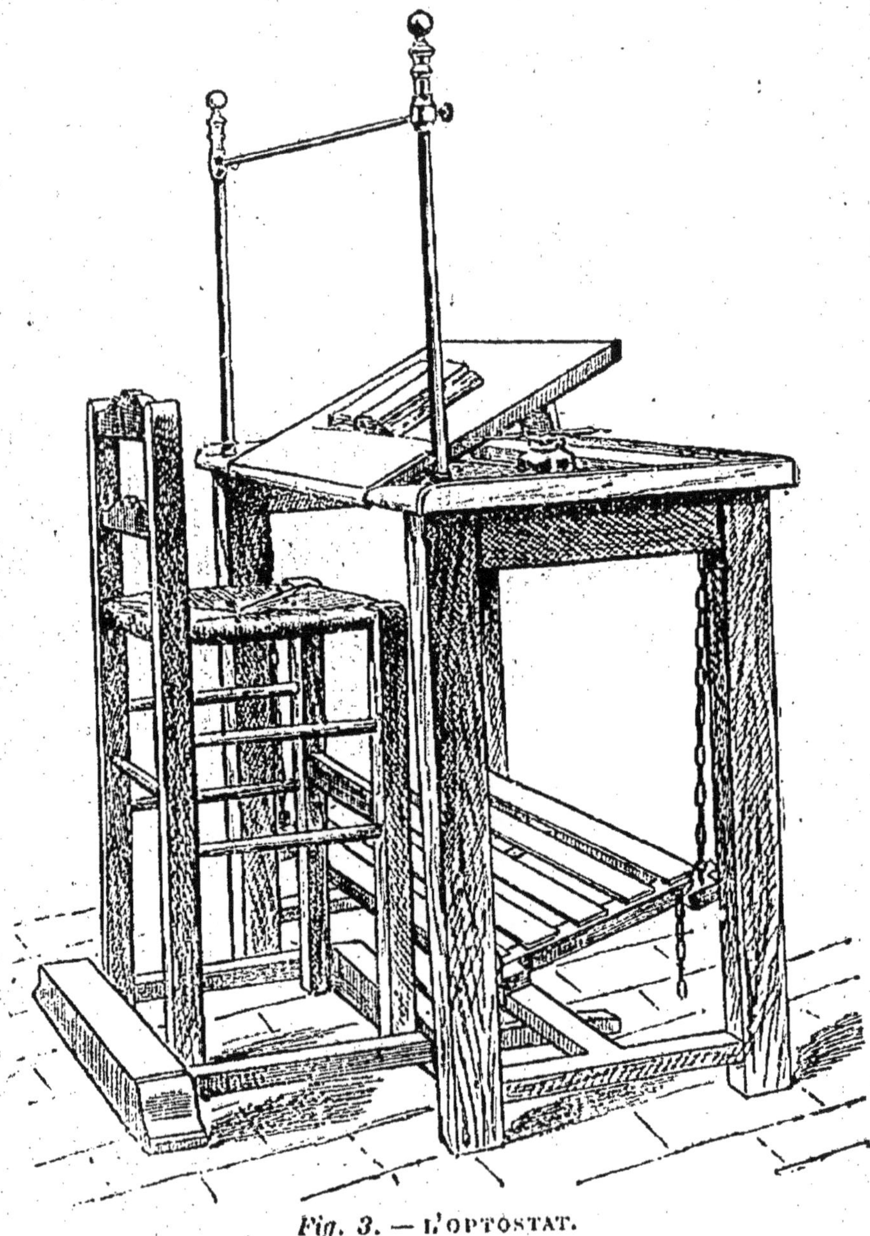

Fig. 3. — L'OPTOSTAT.

(Modèle déposé.)

Sa supériorité sur tous les appareils visant le même but se résume dans ces mots : « Ce n'est pas un carcan, c'est un garde-fou. »

L'**optostat** n'oblige pas le liseur, quand il s'assied devant sa table de travail, à le chercher, à camper sa tête dans une position unique, de supplicié, dans une fourche[1], dans un cadre, dans un cercle de cuir ou de fer, dans les garrots d'autodafé, conseillés jusqu'à cette heure.

L'**optostat** n'interdit pas au liseur assis, le front, non pas arc-bouté contre la barre horizontale, mais à son niveau, aucun des mouvements qui lui sont utiles ou agréables.

L'**optostat** ne gêne pas plus le liseur que le garde-fou des ponts ne gêne les passants.

L'**optostat**, comme le garde-fou des ponts, ne rappelle son existence qu'aux imprudents qui se penchent du côté du gouffre.

Les *colonnes verticales* de l'**optostat** se fixent à toutes les tables.

Deux vis de pression permettent le réglage (moitié supérieur du front du liseur assis) de la barre horizontale. L'**optostat** est bronzé.

Ecriture penchée.

Pendant le cours élémentaire et le cours moyen, mieux vaut adopter l'écriture droite. Cette méthode, que la formule de George Sand : *Ecriture droite sur papier droit, corps droit*, résume, est la seule qui laisse au corps une position parfaite.

Dans les cours plus élevés, l'écriture à main posée sera remplacée par l'expédiée pour laquelle la pente est utile.

Mais pour obtenir cette pente il n'est pas nécessaire de dévier la colonne vertébrale, de tordre le tronc, d'adopter la station unifessière. Il suffit d'incliner le papier vers la gauche; la

1. J'ai donné des soins à plusieurs enfants qui en s'asseyant devant une fourche de tuteur contre la myopie s'étaient grièvement blessés les globes oculaires en les heurtant contre l'une de ses extrémités. Si l'usage de ces tuteurs à fourche était répandu, les enfants et même les grandes personnes fourniraient de très nombreux cas de blessures de la face, des paupières et de l'œil. Il est, en effet, évident qu'une personne, même peu turbulente, qui chaque jour, pendant une dizaine d'heures, s'assied, se lève, — préoccupée d'un travail, de la poursuite d'une idée, de la recherche d'un document, — au ras des deux extrémités d'une fourche, est exposée à heurter plus ou moins violemment sa tête, ses yeux, contre ce tuteur encorné.

pente s'ensuivra nécessairement et avec l'inclinaison viendra la rapidité d'exécution. (Javal, Belliard, rapp. S. O. P.)

Couture.

Mauvaise est l'habitude qu'ont la plupart des femmes de fixer leur ouvrage sur les genoux à l'aide d'une épingle et de travailler ainsi pendant des heures entières la tête penchée sur leur ouvrage. Si cette méthode de fixation ne peut être remplacée par une autre, on fournira aux jeunes filles une chaise à siège très bas, de façon que l'ouvrage arrive à distance convenable des yeux sans que la tête soit obligée de se pencher avec exagération. M. Bourgeois, de Reims, indique un autre procédé imaginé et installé au Lycée de jeunes filles de Reims par la directrice de cet établissement.

La face de la table opposée au siège est pourvue d'un anneau dans lequel passe un ruban de *fil* suffisamment long que la jeune fille attire à elle. C'est sur ce ruban tendu que l'ouvrage est fixé avec une épingle.

De cette façon, l'œil reste à une distance de l'étoffe égale à celle exigée pour les autres travaux de près.

La LISEUSE OPTOSTAT est pourvue d'une disposition analogue.

Broderie, tapisserie.

M. Bourgeois interdit d'une façon absolue la broderie et la tapisserie aux jeunes filles atteintes de myopie, quel qu'en soit le degré. Cette interdiction est très prudente. Mais appelé à donner des soins à une cliente de mon distingué confrère M. Benoit, brodeuse de profession et sans autre moyen d'existence, j'ai pratiqué un nasalorexis. Cette jeune fille de dix-sept ans, de très chétive constitution, surmenée et myope de 14^d, a continué à gagner sa vie en brodant douze heures par jour, sans augmenter l'allongement de son œil, progressif avant mon intervention.

B. — Chaleur des sources lumineuses.

Pour éviter la chaleur des sources lumineuses, il faut prendre la précaution de les placer au-dessus des tables, à la hauteur indiquée par Motais (d'Angers), (comm. à l'Académie de médecine, 8 décembre 1896) :

	hauteur au-dessus des tables,
GAZ. Bec ordinaire :	1m50
— Wenham :	1m90
— Auer :	1m50
PÉTROLE. Système Miller, n° 1 :	1m70
ELECTRICITÉ. (L. 16 bougies) :	1m20
— (L. 32 bougies) :	1m50.

Etroitesse et hauteur du col des chemises.

« Dans l'habillement ordinaire de l'homme, du sexe masculin spécialement, le cou est entouré d'un col. Ce col de chemise, qui peut être assez large lorsque la tête est droite, ne le sera plus lorsque la position sera inclinée. Si la position du cou est inclinée, c'est-à-dire penchée en avant, le col ne pouvant suivre cette position se placera dans un diamètre oblique du cou qui est beaucoup plus grand que le diamètre horizontal — l'épaisseur réelle du cou. Dans cette position, le col est trop étroit et le deviendra d'autant plus que l'inclinaison du cou sera plus considérable. L'on comprendra facilement que ce col trop étroit exercera une pression sur le cou et surtout sur la partie antérieure et les parties latérales, qui renferment les vaisseaux qui vont de la poitrine à la tête et de la tête à la poitrine. La libre circulation du sang sera entravée, et cela surtout dans les vaisseaux qui descendent de la tête à la poitrine et qui pour la plupart sont à la surface, et une congestion sanguine à la tête, analogue au premier degré de la strangulation, sera inévitable.

« Nous regardons l'étroitesse des cols de chemises et de toute autre partie du vêtement qui contourne le cou comme une des causes principales des congestions sanguines à la tête, et cela non seulement chez les écoliers, mais aussi chez les hommes de cabinet, de bureau, les couturières, etc., et à notre avis, la largeur de ces parties du vêtement devrait toujours être telle, que même dans une position inclinée de la tête, il ne puisse s'exercer de pression sur les vaisseaux du cou.

« Une pression sur le cou n'est pas seulement nuisible aux yeux, mais aussi au cerveau et aux glandes du cou. »

(Professeur EMMERT, *de l'Université de Berne.*)

II.

COMMENT ON LUTTE CONTRE L'AUGMENTATION DE LA PRESSION INTRA-OCULAIRE.

Le spasme du muscle ciliaire, voilà l'ennemi! Opinion de Hock, de Schiess-Gemuseus, de G. Martin, de Grange, etc.

La lutte contre le spasme a trois indications :

A.) Pour soustraire le muscle ciliaire du liseur aux occasions de spasme, il faut une réduction de la durée de la classe et de l'étude, un éclairage suffisant, un excellent mobilier du liseur, des livres bien imprimés, la lecture obligatoire entre trente et quarante centimètres, un choix scientifique des lunettes et un bon ajustement de leurs montures, le traitement Javal, l'interruption fréquente du travail pendant l'étude, l'exercice visuel au loin à la sortie de l'étude.

B.) Pour faire disparaître le spasme on conseille la suggestion, la cure d'atropine, le massage.

C.) Pour rendre impossible le retour du spasme il faut : ou ne plus lire et vivre au grand air, ou supprimer l'effort accommodatif.

Le premier conseil n'étant pas pratique, il devient nécessaire, dit Giraud-Teulon, d'annuler le second facteur.

On supprime l'accommodation à l'aide de deux procédés :

1° *En parésiant le muscle ciliaire*, cure désérine, nasalorexis, (procédés Rolland), innocuité de ces deux procédés; lenteur désespérante du premier et rapidité du deuxième.

2° *En supprimant le cristallin* (procédé Vacher, d'Orléans et Fukala, de Vienne.)

Epilogue. Ce que pense Giraud-Teulon, membre de l'Académie de médecine, de la prétendue supériorité de l'œil devenu myope.

Le spasme, voilà l'ennemi.

« Toute myopie commence et continue par un spasme de l'accommodation. »

(Drs Hock, Schiès-Gemusèus, Bâle, 1873.)

*
* *

« J'ai recherché avec persévérance quel pouvait être le facteur imprimant à ces cas (myopie) une marche si fatalement progressive.

« Le grand coupable est encore le muscle ciliaire, devenu le siège d'une contractilité morbide spéciale, d'une sorte de crampe qui jouerait le rôle de symptôme et de cause. On voit, en effet, cette crampe entrer pour une part plus ou moins grande dans la constitution du chiffre de la myopie; on la pressent préparant les voies et moyens à la déformation axile. C'est dire que tout progrès dans une myopie statique est précédé d'un spasme de l'accommodation.

« Mais c'est là, m'objecterez-vous, une théorie déjà connue; c'est la doctrine de l'école de Bâle que vous ressuscitez. Oui, je reprends les idées de Hock et de Schïess-Gemuseus, mais je leur donne pour base des faits d'un tout autre ordre, qui, s'ils avaient été vus par ces observateurs, auraient assuré un avenir durable à leur théorie.

« La crampe accommodative de nos confrères disparaît pendant l'examen ophtalmoscopique, elle n'engendre qu'une myopie apparente; la crampe dont il est question ne se détend généralement pas dans la chambre noire, elle résiste à des doses massives d'atropine, et ne donne pas lieu à une myopie apparente, mais à une myopie que vous appelez, et que j'ai longtemps appelée, avec vous, myopie réelle statique.

« La crampe de nos confrères se chiffre au maximum par deux ou trois dioptries, la nôtre peut atteindre des chiffres doubles, triples et plus.

« Ces deux variétés de crampe existent, du reste, souvent dans le même œil et leur histoire ressemble beaucoup à celle des deux digitalines. Vous vous rappelez que Nativelle extrait son alcaloïde, relativement plus actif, dans les résidus que Homolle et Quevenne ont jetés pendant de nombreuses années, les considérant comme absolument épuisés. Il en a été de même des crampes : la légère a été vue, et l'intense est restée inaperçue et confondue jusqu'à ce jour avec l'état statique.

« C'est vous dire, chers collègues, que le dynamisme myopique s'est joué longtemps de nous, et qu'alors que nous croyions savoir mesurer exactement le degré de la myopie anatomique, nous arrivions souvent à des chiffres beaucoup trop forts. »...

(G. Martin, Bordeaux, 1893.)

⁂

De Wecker, Masselon, Imbert, Giraud-Teulon membre de l'Académie de médecine, le professeur Fuchs, de Vienne (Autriche), professent la même opinion.

.˙.

« **Tous** les enfants examinés présentaient des spasmes toniques du muscle ciliaire...

« Quant aux cas de myopie vraie, ils étaient **tous** compliqués de spasmes variant de 0m75 à 4,5d, représentant une valeur moyenne de 2,12d. »

(Grange, *Thèse de Bordeaux*, service du professeur Lagrange, 1898.)

.˙.

Or, comme le spasme (la contraction soutenue du muscle ciliaire) est la cause de l'augmentation de la pression intra-oculaire génératrice de l'allongement et de l'excès d'allongement de l'œil du liseur (voir *Myopie des liseurs*), il en résulte que lutter contre le spasme du muscle ciliaire c'est lutter contre l'augmentation de la pression intra-oculaire.

La lutte contre le spasme.

On lutte contre le spasme du muscle ciliaire de trois manières :

A. — En soustrayant le muscle ciliaire du liseur aux occasions de spasme;

B. — En faisant disparaître le spasme;

C. — En rendant son retour impossible.

A. — Pour soustraire le muscle ciliaire du liseur aux occasions de spasme, il faut recourir aux procédés suivants :

1° Réduction de la durée de la classe et de l'étude;

2° Un bon éclairage;

3° Un excellent mobilier du liseur (voir p. 13);

4° Des livres bien imprimés;

5° La lecture obligatoire entre 30 et 40 centimètres;

6° Un choix scientifique des lunettes;

7° Un bon montage des lunettes et un bon ajustement de leurs montures.

8° Le traitement Javal;

9° L'interruption fréquente du travail pendant l'étude;

10° L'exercice visuel au loin à la sortie de l'étude.

La réduction de la durée de la classe et de l'étude.

On oblige les enfants à lire *trop de leçons*, à écrire *trop de devoirs*, sous le pompeux prétexte de leur enseigner une quantité de choses qui ne valent pas la brièveté congénitale de leurs yeux et le degré d'acuité visuelle qu'ils perdent pour les apprendre.

Pour maintenir les yeux des écoliers (internes et externes) dans la *zone emmétropique*[1], pour conserver aux soldats la possibilité de monter la garde aux portes de leur patrie sans un morceau de verre que le brouillard, le moindre choc rendent inutile, et aux travailleurs de l'esprit et du bras le pouvoir de faire face aux besoins de la vie, en un mot pour conjurer le péril myopique, il faut, mais il faut absolument réduire la durée de chaque classe[2], ne pas surcharger les écoliers de devoirs à faire à l'étude de l'école ou dans leur famille.

1. Voir la note 2 de la page 8.

2. HORAIRE DE L'ÉCOLE DES ROCHES POUR LE TRIMESTRE D'ÉTÉ.

6 h. — Lever, douche et toilette. Prière.
6 h. 20 à 7 h. 5. — 1re étude.
7 h. 10 à 7 h. 20. — Haltères.
7 h. 20 — Déjeuner. (Les élèves font ensuite leurs lits.)
8 h. 10 à 9 h. 5. — 1re classe.
9 h. 5 à 10 h. — 2e classe.
10 h. à 11 h. — Menuiserie; pour les autres, musique ou gymnastique.
11 h. à 11 h. 50. — 2e étude.
12 h. — Déjeuner, puis temps libre.
1 h. à 2 h. — Allemand (1re classe); pour les autres, menuiserie, etc.
2 h. à 3 h. — Allemand (2e classe); pour les autres, jardinage, musique ou solfège.
3 h. 10 à 4 h. 45. — Cricket, puis douche.
5 h. — Thé.
5 h. 15 à 6 h. 15. — 3e classe.
6 h. 15 à 7 h. 15. — 4e classe.
7 h. 20. — Diner.
8 h. à 8 h. 45. — Temps libre ou séance.
8 h. 45. — Prière et coucher.

Cet horaire est différent de celui des autres écoles. Le grand avantage qu'il présente, c'est que les exercices sont plus variés et plus courts, ce qui tient constamment les enfants en haleine et les oblige de donner, en toutes choses, le maximum d'effort dans le minimum de temps. Ils perdent ainsi l'habitude funeste de trainer et de rester oisifs.

Nous avons, par exemple, cinq classes par jour au lieu de deux; mais elles sont réduites à une heure chacune. On évite ainsi les pertes de temps des trop longues classes de deux heures. Un adulte ne pourrait supporter une conférence qui durerait deux heures; comment peut-on y contraindre des enfants! (*Journal de l'École des Roches*, p. 78.)

Notre temps possède le moyen de réaliser ce *desideratum* de la prévention et de l'excès d'allongement : *les projections lumineuses*. Et c'est à bon droit que dans son programme (*la France de demain*, oct. 1899) le Collège normand, installé aux Roches (Eure) par des admirateurs d'Harrow-School, affirme qu'on peut enseigner, à l'aide de projections lumineuses, la géographie, la physique, la chimie, l'histoire naturelle, la géologie, la cosmographie, l'algèbre, la géométrie, l'histoire naturelle, etc.

La France de demain préconise les projections lumineuses comme abréviatrices (sept heures maximum) du travail scolaire. J'affirme qu'elles seraient également abréviatrices de l'axe antéro-postérieur.

Sans aucun doute, les projections lumineuses entraîneraient un surcroît de dépenses; mais mieux vaut allonger les dettes d'une nation que d'allonger les yeux des futurs facteurs de sa sécurité et de sa gloire.

Un bon éclairage.

Éclairage solaire. — Le principe essentiel admis par tous les hygiénistes c'est qu'une étude (lycée ou famille) est suffisamment pourvue de lumière solaire quand il fait bien clair à la place reconnue la plus sombre. Partant de ce principe, on a décidé que de sa place un liseur doit voir le ciel dans une étendue verticale d'au moins 30 centimètres comptés à partir du bord supérieur de la fenêtre.

Éclairage artificiel. — Les qualités que le liseur doit demander à une lumière artificielle sont : une intensité suffisante, ne pas éblouir, donner le moins de chaleur possible, ne pas vaciller, ne pas vicier l'air.

L'*unité d'éclairement* de M. Motais est une lampe à huile modérateur, de seize lignes, ayant une hauteur (de la base à la flamme) de 0m35 et une flamme de 0m04, un maximum de rayon de 0m50, un abat-jour dont le bord inférieur est à 0m05 au-dessous des yeux.

Cette *unité d'éclairement* permet à des yeux sains de lire des caractères typographiques variés sans fatigue, pendant trois heures consécutives, et cela à de nombreuses reprises. Cette *unité d'éclairement* étant placée sur une table ronde ou carrée de 1m30 de diamètre permet à six personnes de lire à l'aise ou à quatre personnes d'écrire.

Placée sur un guéridon de 0m50 de diamètre, permettant par suite de rapprocher l'ouvrage (couture, broderie ou autres travaux manuels) ou mieux le point sur lequel s'exerce l'aiguille, cette *unité* éclaire suffisamment six personnes.

Le pétrole (mèche ronde, 12 lignes) = 1 unité.
— (système Muller, nº 1) = 3 unités 5.
Gaz (bec porcelaine, 225 litres) = 2 unités 8.
— (bec Wenham, nº 2) = 7 unités.
— (bec Auer, nº 2) = 6 unités.
Lampes incandescentes (16 bougies) = 1 unité 40.
Bougies (nombre 7) = 1 unité.

Tout éclairage public pour la lecture, l'écriture, la broderie, la couture, doit s'inspirer de ces principes : fournir aux places les moins favorisées une quantité de lumière équivalant à l'*unité*-Motais.

L'idéal, disait M. le professeur Gariel dans son rapport à la Commission d'hygiène de la vue (1881), serait que chaque liseur des écoles eût sa lampe et profitât par surcroît de l'éclairage général de la salle[1].

L'expérience Dianoux-Belliard. — « Il m'a été donné pendant un séjour de quatre années à Nantes de suivre les élèves d'un établissement scolaire. Ces élèves se présentaient à la consultation de mon excellent maître et ami le professeur Dianoux. Pendant les deux premières années il ne se passait pas de semaine sans que nous ayons à observer les faits suivants : des jeunes élèves de douze à treize ans pour la plupart se présentaient à la consultation, se plaignant de ne plus pouvoir lire au tableau, et si nous nous en étions tenus à la méthode de Donders, nous leur aurions prescrit des verres concaves de trois et quatre dioptries qui relevaient leur acuité visuelle de loin. Mais en procédant à l'examen de la réfraction statique de l'œil par la kératoscopie et l'image droite, nous ne tardions pas à reconnaître que nous avions affaire à des emmétropes, voire même à des hypermétropes atteints de spasmes de l'accommodation. Combien de jeunes gens portent des verres concaves pour des troubles qui au début ne sont pas autre chose que du spasme de l'accommodation? M. Nimier nous a cité plusieurs exemples dans sa précédente communication.

« Nous observions en même temps des élèves plus âgés, de quinze à seize ans, dont la myopie était établie et chez lesquels les troubles avaient certainement débuté de la même façon.

1. *Pour compléter ces détails forcément écourtés*, lire le travail de M. Motais : *L'Éclairage artificiel;* Paris, 1897.

« Devant le nombre croissant et réellement considérable de ces troubles de l'accommodation et des cas de myopie, M. Dianoux s'adressa au directeur de l'établissement scolaire, demanda à visiter les salles de travail et me pria de l'accompagner dans sa visite.

« Nous trouvâmes des salles d'étude de construction récente, vastes et bien aérées, quelques-unes cependant mal éclairées dans certaines de leurs parties. Mais ce qu'il y avait de plus frappant, c'était le manque d'éclairage artificiel, à peine quelques lampes peu éclairantes suffisant tout juste à dissiper l'obscurité, et cet éclairage disposé de telle sorte que beaucoup des élèves projetaient de l'ombre sur leur travail, ce qui contribuait à diminuer encore la quantité de lumière reçue par le cahier ou le livre.

« Il résulta de notre visite que l'éclairage insuffisant fut regardé comme la cause du développement de la myopie, et M. Dianoux fut assez heureux pour faire accepter ses idées par le directeur, qui augmenta considérablement le nombre des lampes et les fit disposer d'après nos indications de façon à éviter la projection des ombres sur les livres ou cahiers.

« A partir du jour où ces modifications furent faites, nous n'observâmes plus ni les spasmes de l'accommodation, ni le développement des myopies si fréquentes auparavant.

« Ces observations ont la valeur d'une véritable expérience. » Belliard, R. S. O. P., 1892.

Des livres bien imprimés.

Tout d'abord, les caractères doivent être nets, bien limités, se détachant bien en noir sur le papier : le papier bien blanc convient le mieux et ne présente aucun inconvénient. Il est admissible que le papier ait une teinte jaunâtre, sans qu'il y ait lieu de préconiser uniquement cette teinte; on évitera les teintes tirant sur le bleu, et, à plus forte raison, sur toute autre couleur.

Les lettres employées seront de la pointure n° 8, jamais plus fin; le nombre maximum de lettres sera de 6 1/2 à 7 par centimètre. Chaque ligne sera séparée par un « point », mesure qui équivaut en typographie à 0mm376 environ. La longueur de la ligne ne doit pas dépasser 7 à 8 centimètres, afin d'abréger les mouvements latéraux des yeux.

Le « huit » interligné d'un point est destiné seulement aux élèves sachant lire. Pour l'éducation première, des tableaux sont préférables, avec lettres suffisamment grandes pour être lues à distance.

Les atlas de géographie, et notamment leurs cartes, doivent être conformes aux mêmes règles de lisibilité que les livres.

En général, pour qu'un texte imprimé offre les conditions voulues de lisibilité, il faut qu'il puisse être vu nettement par un œil normal à une distance de 0m80, avec l'éclairage d'une bougie placée à 1 mètre.

Pour la musique, dont la lecture est fatigante pour les commençants, on se montrera non moins rigoureux que pour les livres. Il est nécessaire que l'impression de la musique permette de la suivre à une distance supérieure à 0m50, sans provoquer de confusion ou de troubles, inévitables avec des lignes de portée trop rapprochées et, par suite, des notes trop petites.

Enfin, pour que les textes imprimés conservent toute leur netteté, il importe que les écoliers en aient soin, qu'ils évitent les taches d'encre ou les passages de doigts malpropres.

L'exemple suivant peut servir de modèle pour l'impression des livres scolaires :

Spécimen de texte imprimé pour les livres classiques. — Les caractères sont du numéro 8, interligné d'un point; les lettres ne dépassent pas 7 par centimètre; chaque ligne a une longueur de 8 centimètres[1].

« La responsabilité des chefs d'écoles est donc sérieusement engagée dans le choix ou l'adoption de telles ou telles éditions de livres scolaires... Qu'on écarte à jamais des mains des enfants ces livres dangereux dans lesquels on semble s'être proposé de réunir, sur une page de couleur grisâtre, le maximum possible de lignes, contenant chacune le maximum de lettres, associées au minimum de noir dans l'encre d'impression et de blancheur dans le papier. *Ces détestables produits, d'une industrie qui serait criminelle si elle était éclairée, doivent être absolument bannis de nos écoles.* »

(GIRAUD TEULON).

J'ajoute que parmi les livres mis entre les mains des élèves, ceux qui fournissent au muscle ciliaire le plus d'occasions de se contracter avec violence et d'être atteints de spasme sont les atlas de géographie. En attendant l'emploi des projections lumineuses pour l'étude de la géographie, il faut recommander aux liseurs de déchiffrer les atlas à l'aide d'une forte loupe.

1. Lire : JAVAL, *Physiologie de la lecture* in *Annales d'oculistique*, t. LXXVIII, LXXX, 1878; — BOURGEOIS, *La vue des écoliers.*

La lecture obligatoire entre 30 et 40 centimètres.

J'ai indiqué la *lecture* entre 30 et 40 cent. *rendue obligatoire* par l'optostat (*fig. 3.*) parmi les procédés capables de prévenir la congestion de la tête et de l'œil et la scoliose[1]. Je dois également la placer au premier rang parmi les moyens capables de prévenir le spasme du muscle ciliaire puisqu'elle est capable de diminuer le *nombre des mouvements* (saccades) que l'œil exécute pendant la lecture[2] et par suite[3] le nombre des *variations de l'accommodation* dont Javal a montré l'influence néfaste sur les yeux myopes. (*Congrès de Genève*).

« Ce qui est capital, dit en effet Javal, membre de l'Académie de médecine, dans le travail (*mouvement des yeux pendant la lecture*) de M. Lamare, c'est le fait suivant : que « pour un *même caractère* typographique, le *nombre* de *saccades* oculaires est le même à quelque distance que ce soit. « Il en résulte que plus les *caractères seront éloignés et plus* « *l'angle sera petit et plus, par conséquent, les saccades* « *seront faibles;* d'où une fatigue de moins en moins grande « pour la rétine qui supporte les *saccades*.

« Conclusion : *c'est pour cela qu'il faut faire lire les myopes à distance et non pour autre chose;* c'est pour réduire « au minimum leurs saccades rétiniennes[4]. »

1. Le savant chirurgien Esmarchs dit : « Les écoliers deviennent *scoliotiques* et myopes grâce à la position courbée de leur corps et pendant la lecture, l'écriture... » « Cette attitude, lorsqu'elle se prolonge pendant une journée et se répète des années durant, doit entraver considérablement la circulation, le développement des organes du thorax et de l'abdomen en souffre. La digestion se fait mal, la constipation est la règle, les extrémités sont froides. » (Landolt.)

2. « L'œil ne peut voir distinctement à la fois qu'une petite étendue du champ visuel : pour lire toute une ligne, l'œil doit la parcourir successivement, et, exécutant un certain nombre de mouvements, la partage en un nombre égal de sections, plus une.

« Ainsi, dans l'article de tête d'un journal, je fais pour lire une ligne, trois saccades des yeux; car mon œil partage cette ligne en quatre sections. » (Lamarre, *C. R. S. O.*, 1892, p. 365.)

3. Voir *Myopie des liseurs*, pp. 36 et 37. Chez le myope, chaque saccade entraîne une *variation d'accommodation;* or, l'œil subit une saccade par quinze lettres de texte. (Lamare et Javal.)

4. La prédilection des myopes pour les impressions fines résulte de ce qu'ils peuvent les lire avec des mouvements plus petits (avec moins de saccades) que les textes en gros caractères. (Javal.)

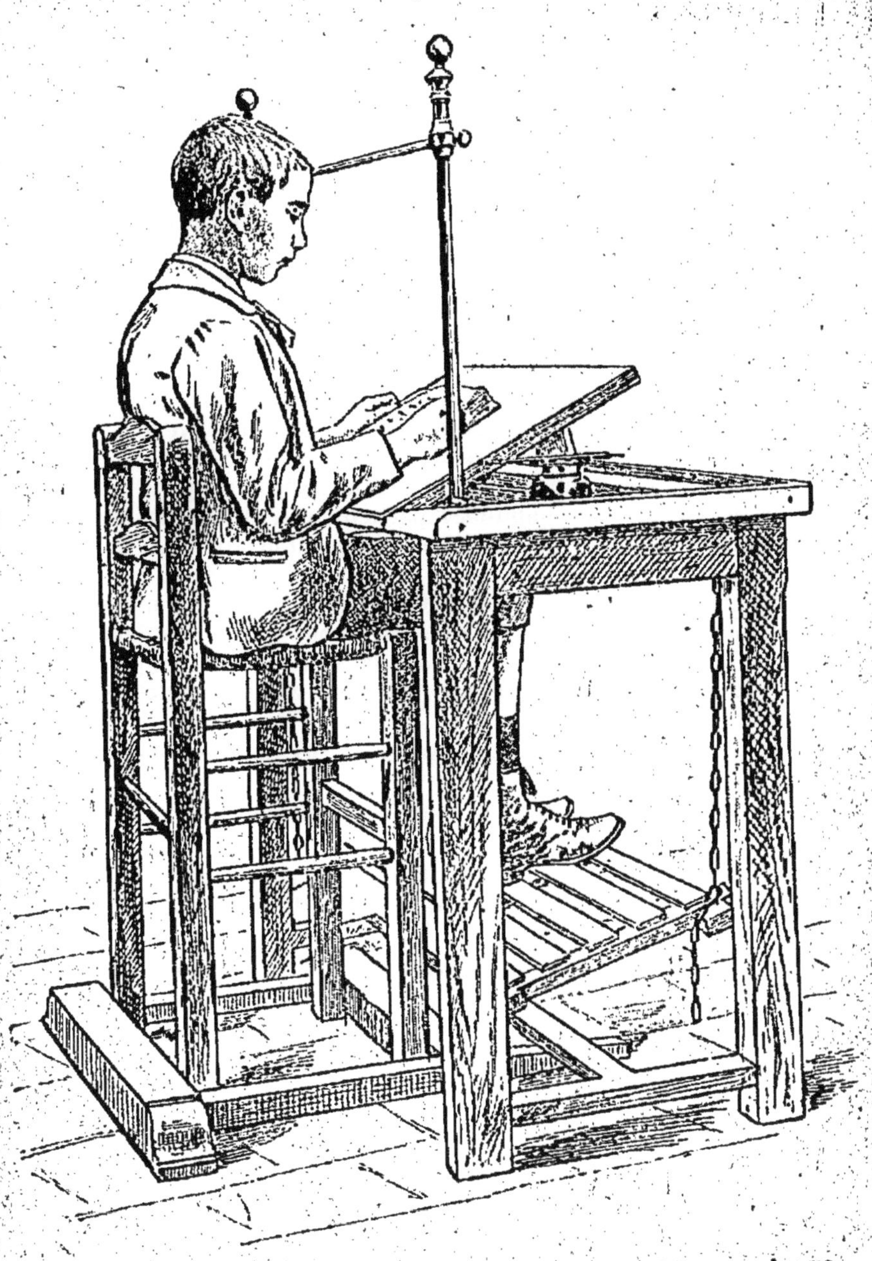

Fig. 4. — LA LECTURE OBLIGATOIRE ENTRE 30 ET 40 CENTIMÈTRES.

Un choix scientifique de lunettes.

Les verres (lunettes et pince-nez) sont des remèdes très puissants et très précieux. Mais ils ne sont un bienfait pour ceux qui les portent qu'à la condition qu'on les emploie d'une façon judicieuse ; sinon ils peuvent aussi faire du tort comme tout remède actif. Ils sont destinés à *seconder l'action de la nature*, mais nullement à la remplacer ou à la forcer.

Le choix des lunettes est une opération délicate ; il ne réussira qu'à celui qui, à des connaissances théoriques parfaites, joindra l'observation intelligente de chaque patient. Il ne suffit pas de connaître l'action des lentilles à tous les points de vue, de même que le fonctionnement de l'organe visuel, il faut savoir encore individualiser les cas, c'est-à-dire prendre en considération l'état de réfraction et d'accommodation, celui des muscles des yeux du malade, le but spécial auquel il destine ses verres, ses habitudes particulières, et mainte autre circonstance que nous enseigne l'observation attentive de la pratique. (Landolt).

Nimier, ayant examiné au Val-de-Grâce (1891) des myopes candidats aux écoles militaires, par conséquent des jeunes gens appartenant aux classes de la société dans lesquelles on devrait comprendre l'importance du choix des verres, a constaté :

1° Que le plus grand nombre d'entre eux portaient des verres choisis par *eux-mêmes ;*

2° Que les verres choisis pour la vision au loin servaient pour la vision de près.

Nimier accompagne ces remarques de cette réflexion que devraient méditer les parents des candidats aux écoles militaires :

« L'examen de la fonction visuelle et la correction exacte des vices de réfraction présentent une importance spéciale chez les jeunes gens qui se préparent aux écoles militaires. Si l'autorité civile compétente veut bien prescrire des mesures à cet effet, elle évitera aux intéressés qui ne possèdent pas la fonction visuelle voulue la perte de temps d'une préparation inutile[1];

1. « Or, tandis que dans les établissements d'instruction primaire ou secondaire, des examens de fin d'année parfois fort sévères ne permettent à un élève de passer dans une classe supérieure que lorsqu'on s'est assuré qu'il est suffisamment préparé, aucun examen *médical* concernant le développement ou les aptitudes physiques de l'enfant ou du

elle préviendra chez certains l'exagération de la myopie à un degré qui leur ferait refuser au dernier moment l'autorisation de prendre part au concours ; enfin, elle travaillera dans l'intérêt de l'armée en mettant un nouvel obstacle au développement de la myopie parmi les futurs officiers. »

Un bon montage et un bon ajustement des montures.

Cette question est trop négligée. « Le sujet gêné par les variations de positions *qui demandent des efforts fatigants de l'accommodation* ôte et remet constamment ses verres. Ainsi que le disait un de nos amis : « Si les yeux pouvaient parler, ils protesteraient. » (G. Bull.)

« Nous devons avouer que nous sommes très en retard en France pour la lunetterie; nous devrions exiger des opticiens qu'ils fissent toutes leurs lunettes sur mesure; peut-être y arriverons-nous un jour? » (*C. d'oc.* de Paris, 1897.) (Parent.)

jeune homme ne vient prévenir les enfants du danger qui menace sa santé, sa constitution, sa vue et même de l'inutilité de ses efforts pour atteindre le but qu'il poursuit.

« C'est ainsi que dans nos lycées de nombreux candidats se préparent aux écoles : navale, polytechnique, Saint-Cyr, etc., qui doivent certainement être exclus par suite d'inaptitude physique. On veille chaque année à ce qu'ils soient assez forts en latin et en mathématiques, mais personne ne s'inquiète de leur développement thoracique, de l'état de leurs poumons, ou, ce qui nous intéresse plus particulièrement, du fonctionnement de leur *vision*.

« Aussi ne se passe-t-il pas d'année où nous n'assistions à de véritables scènes de désolation de la part des élèves et des parents. Il y a peu de temps, au collège Rollin, l'élève qui obtenait le premier prix de mathématiques spéciales et un accessit à la Sorbonne se voyait refuser l'entrée de l'Ecole polytechnique pour cause de myopie et venait chercher auprès de moi un conseil trop tardif.

« Quant aux élèves des écoles primaires, aucun avis compétent ne leur est donné, non plus qu'à leurs parents ou à leurs maîtres, touchant le choix du métier qu'ils vont embrasser. Aussi la myopie, qui a commencé à se développer à l'école, ne fait-elle qu'augmenter d'année en année, alors qu'ils sont en apprentissage. Il y a quelques jours, la directrice d'une des écoles de la ville de Paris m'adressait une pauvre fille, sa meilleure élève, qui rêvait d'entrer à l'école normale d'institutrices, travaillait avec acharnement et ne réussissait cependant qu'à accroître sa myopie déjà excessive et menaçante pour sa vision.

« Le même jour, un apprenti graveur était obligé de me demander un certificat afin de rompre son contrat d'apprentissage. »

(Xavier Gorecki.)

Au Congrès d'opthalmologie de Paris (1898), Moissonier disait à bon droit : « Il faut non seulement prescrire de bons verres, mais aussi une bonne monture. Les lunettes ne doivent pas être prises au hasard, mais doivent être un instrument de précision. »

Traitement Javal.

M. Javal, membre de l'Académie de médecine, conseille la cure préventive du spasme d'accommodation dans ces termes :

« Nous répétons que certains yeux s'allongent quand on leur demande des efforts d'accommodation, et qu'à ces yeux prédisposés à la myopie il *faut épargner tout effort* de ce genre. Bien loin de leur prescrire des verres *concaves* pour la lecture, on doit leur donner des verres *convexes* (de presbytes), quand on a la bonne fortune d'être consulté assez à temps, ce qui est rare. Suivant que la myopie a atteint une ou deux dioptries, on donnera des verres plus ou moins forts, sans jamais dépasser trois dioptries.

« Les cas où nous avons mis ce système en pratique sont trop peu nombreux pour nous autoriser à dire que *dans tous les cas*, chez les écoliers, les verres convexes CONVENABLEMENT CHOISIS ont pour effet d'arrêter *net* les progrès d'une myopie commençante. Mais toutes les fois que nous avons revu des malades par qui nos prescriptions avaient été suivies, la myopie avait cessé de progresser. » (*Ann. d'ocul.*, 1877.)

Richez de Washington. (*Contribution à la prophylaxie de la myopie initiale, acquise*, préconise également ce traitement combiné avec l'emploi des mydriatiques pour obtenir la lecture à 30 centimètres.

Interruption fréquente du travail pendant l'étude.

Il est indispensable pour toute personne qui lit, écrit, coud, brode, etc., à courte distance, d'accorder à ses yeux une fréquente interruption de travail. Pour *étirer* son muscle ciliaire, le détendre, il suffit de relever la tête, de contempler un objet éloigné (plus de 5 mètres) et même de fermer les paupières en pensant à un objet très éloigné.

Aux yeux sains encore hypermétropes, ou devenus emmétropes, sans hérédité myopique, une interruption de travail de cinq minutes, toutes les demi-heures, suffit.

Aux yeux nés de parents myopes, et à plus forte raison aux yeux devenus myopes, une interruption de dix minutes toutes les demi-heures est nécessaire.

L'exercice au loin à la sortie de l'étude.

Les yeux des lions des ménageries deviennent myopes (Motais). Pourquoi ? Parce que nés pour contempler pendant la plus grande partie de la journée les vastes horizons qu'inondent les bienfaisances du soleil et pour fixer d'une façon intermittente et passagère une proie, un ennemi, ils sont condamnés par les hommes à *demeurer adaptés* pendant le jour et pendant une partie de la nuit sur des objets très rapprochés : les parois, ou les êtres de leur prison.

Le regard des internes des établissements d'instruction publique ne connait pas plus que le regard des internes des ménageries la prévention du spasme, par l'exercice au loin.

Car, la récréation de l'interne — ce tic de l'ours dans une fosse, cet enfouissement du regard dans un puits baptisé « cour » et quelquefois même « parc » — ce n'est jamais l'exercice au loin capable de stériliser la graine de spasme que la lecture sème pendant l'étude[1].

Pour prévenir la venue du spasme par l'exercice au loin, pour que la récréation panse la blessure que l'étude fait aux ailes du regard, il faut supprimer les murs des cours, les bâtir à l'infini[2].

Pour ceux qui ne sentent pas que j'exprime une vérité, j'ajouterai que le pourcentage myopique des internes est plus élevé que celui des externes, et que celui de ces derniers est plus grand que celui des élèves des écoles de villages, de ceux dont les yeux ont la chance, à la sortie de l'étude, de mesurer des distances, de faire l'école buissonnière.

⁂

Tous ces procédés pour soustraire le muscle ciliaire du liseur aux occasions de spasme de crampe sont excellents.

Le jour où les parents des enfants liseurs, les chefs d'établis-

1. Il suffit de lire les remarquables travaux de M. Compayré — mon ancien maître de Poitiers — de MM. Rousselot, Lagneau, Pécaut, Buisson Lagrange, Renouard et Defodon, Mosso, Pestalozzi, Frœbel, pour acquérir la preuve que ces pédologues estiment que les récréations que je vise ne sont pas celles « qui soustrayent le corps à la tyrannie de l'esprit » (Dr Rochard), celles qui « refont » véritablement et créent à nouveau (recréent) les forces épuisées. » (Jules Delobel, de Nyon, *in Annales de médecine.*)

2. A l'école des Roches et à Harrow-School, les cours n'ont pas de murs.

sement scolaire, les liseurs adultes, voudront et pourront les mettre en pratique — mais ce jour-là seulement — la lecture devenue obligatoire ne brandira plus cette conclusion des travaux sur la myopie du professeur Hermann Cohn :

« Il est donc incontestable que nous nous trouvons « devant une énorme ÉPIDÉMIE, une ENDÉMIE, devant « une CALAMITÉ NATIONALE[1].

B. — POUR FAIRE DISPARAÎTRE LE SPASME, on a conseillé les procédés suivants :

1° La suggestion;
2° La cure d'atropine;
3° Le massage.

La suggestion.

M. Martin, de Bordeaux, avait constaté qu'une cure d'atropine prolongée pendant plusieurs semaines ne faisait disparaître que les spasmes légers, mais que les spasmes forts se chiffrant par deux ou trois dioptries, et même par des chiffres doubles, triples et plus, se comportaient vis-à-vis de l'atropine absolument comme des cas de myopie axile, se demanda si l'on ne pourrait pas se rendre maître de ces derniers à l'aide de la suggestion.

M. Martin s'assura tout d'abord, avec l'aide et l'obligeant concours du professeur Pitres, dont tout le monde connaît la compétence en cette matière, qu'il est possible avec des sujets hypnotisés, ainsi que l'avait annoncé notre collègue M. Fontan, de Toulon, de fixer l'accommodation à un point déterminé, rendit myopes de jeunes emmétropes, puis quelques instants après les transforma en hypermétropes.

Le premier fait de destruction de spasme myopique par la suggestion fut celui d'une jeune fille de vingt ans, myope à l'œil droit de 3 D. Sans verre, la vision était de 1/5e. Après suggestion, elle put *lire facilement, sans lunettes,* toutes les lettres du tableau placé à 6 mètres. Cet état persista un certain temps; mais au bout d'une demi-heure, le spasme avait fait sa réapparition et avec une intensité plus grande, car la vision 1/10e était devenue impossible.

1. En France surtout. Tandis, en effet, que toutes les statistiques étrangères n'indiquent que 6 p. 100 dans les écoles primaires, en France, au contraire, elles atteignent jusqu'à 25 p. 100.

Le second fait était une jeune fille de onze ans. La myopie de l'œil droit était de — 20 D avec 5 (acuité visuelle) = 1/2, celle de l'œil gauche — 16 D avec 5 = 1/2.

Quinze jours d'atropinisation n'ayant en rien modifié la situation, M. Martin pensa à la suggestion à laquelle il eut recours chez cette malade à quatre reprises différentes. Dans toutes ses séances, il fut impossible d'obtenir plus que le premier degré de l'hypnose : sommeil, impossibilité d'ouvrir les paupières, diminution de la sensibilité ; mais le bras tendu, avec ordre formel de le maintenir en place, n'y restait pas. M. Martin ayant affaire à un tel sujet ne comptait pas sur la destruction du spasme. Néanmoins, M. Martin constata d'une façon bien manifeste que deux fois sur chaque œil la vision avait été de 1/10° et deux autres fois de 1/5°, sans le secours d'aucun verre concave, alors que quelques instants auparavant il fallait les concaves 6 et 4 D. L'amélioration visuelle ne persista pas au delà de quelques minutes.

La cure d'atropine.

Elle a été appliquée dès 1868 par Dobrowbski. Bien décrite par Schies-Gemuséus (Bâle, 1873), elle comprend trois à quatre semaines d'instillation d'une solution d'atropine au 1/120°, avec repos des yeux et lunettes teintées.

Hasket-Derby (de Boston) croit cette cure bonne dans les myopies au début, et M. Boucheron, de Paris, la conseille à *titre préventif* aux enfants nés de parents myopes.

Le massage oculaire.

Le premier homme qui frotta avec ses doigts les paupières de ses propres yeux, fatigués de lire, a été, sans en avoir le moindre doute, l'inventeur du massage contre la crampe du muscle ciliaire.

Le deuxième procédé de massage est le *massage vibratoire*, mis en pratique et très sérieusement étudié par Maklakoff. (*Archiv. d'opht.*, sept. 1893.)

On le pratique avec la plume d'Édison, dans laquelle l'aiguille est remplacée par une boule ou une plaque en ivoire. Quand l'action sur l'œil est trop forte, on interpose entre la surface de l'œil et la boule un milieu quelconque d'hydrogène. Pour agir au contraire plus énergiquement, on dépose sur le ballon un plessimètre sur lequel agit le vibrateur.

Le troisième procédé de massage est le *massage-pression*.

On l'exécute de deux manières : le procédé Dion et le procédé Domec.

Dans le *procédé Dion* (Dr Dibot, 1897), le massage est pratiqué à l'aide d'un instrument très simple, placé sur l'œil par-dessus les paupières et fixé sur le nez du patient à l'aide d'une empreinte en gutta-percha unipersonnelle. Un dynamomètre situé entre les touches des deux pistons-tampons permet de doser la pression qu'ils exercent sur les globes. Le procédé Dion exige en moyenne dix séances.

« Dans le *procédé Domec*, on pratique le massage à l'*aide des pouces* dont les extrémités faisant l'office de tampons sont appliquées sur le centre de la cornée, à travers les paupières supérieures, les autres doigts étant étendus à plat sur les tempes. On obtient rapidement une délicatesse de touche suffisante pour sentir si la cornée fuit sous le doigt, et en même temps la légèreté de main nécessaire pour que les pressions soient successives et non continues. La durée totale de chaque massage est d'environ cinq minutes, avec un ou deux intervalles de repos.

« M. Domec conseille de commencer toujours par des massages très doux. Dix massages doivent d'abord être faits avec le moins d'interruption possible (tous les jours ou tout au moins tous les deux jours). Puis on donne au malade un repos d'un mois et on refait, suivant le besoin, une ou même deux séries de dix massages séparés par un nouvel intervalle d'un mois. »

(Darier, *Cliniq. ophtal.*, août 1899.)

∴

Malheureusement, le spasme du liseur est comme le naturel : il revient au galop. Si bien, que dès que les procédés indiqués — et la légion des autres — cessent d'agir ou perdent leur force temporairement expultrice, le spasme accepte à nouveau l'impérieuse invitation que la lecture lui adresse et reprend possession du muscle ciliaire.

C. — Pour rendre impossible le retour du spasme, il faut ne plus lire et vivre au grand air ou supprimer l'accommodation.

Ne plus lire et vivre au grand air.

Giraud-Teulon, membre de l'Académie de médecine, formule ce mode de traitement en ces termes :

« Mettez à la charrue, jetez dans les haubans d'un navire un jeune homme myope, sous les yeux duquel un livre ne se trouvera jamais, entre les mains duquel un instrument délicat n'aura aucun rôle à remplir, la myopie, selon toute apparence, ne progressera pas.

« L'existence au grand air, dans de vastes horizons, loin des livres et des objets minutieux de la vie civilisée, tel est le premier fondement d'une guérison assurée.

« Mais on comprend combien un changement aussi radical d'habitudes est le plus souvent difficile, la plupart de nos consultants étant, par la force de mille considérations toutes-puissantes, dans l'impossibilité d'abandonner une carrière qui est toute leur fortune.

« *Il n'y a dès lors comme moyen radical qu'une conduite à tenir*, à savoir : l'ANNULATION DU SECOND FACTEUR.

« ... Cette conduite est absolument indiquée et c'est assurément la plus raisonnable. »

La suppression de l'accommodation[1].

On supprime l'accommodation de deux manières :

1° En parésiant le muscle ciliaire ;

2° En supprimant le cristallin.

PARÉSIE DU MUSCLE CILIAIRE. — La parésie du muscle ciliaire peut être obtenue à l'aide d'une foule de circonstances. (Voir *Myopie des liseurs.*) Mais dans la cure de la myopie, deux seulement sont pratiques :

La cure d'ésérine ;

Le nasalorexis.

1. La parésie du muscle ciliaire et la diminution ou la perte de l'accommodation qu'elle entraîne a-t-elle des inconvénients? Je pourrais répondre, en m'appuyant sur mon expérience personnelle : non. Cette fois encore, j'emprunte à mes confrères la réfutation de cette objection. Le docteur Pflüger (de Berne), dans son remarquable rapport sur *la suppression du cristallin transparent*, à la Société française d'ophtalmologie, Congrès de mai 1899, dit, page 3 :

« La question de la perte de l'accommodation est tranchée à l'heure qu'il est d'une manière très heureuse. Le raisonnement théorique fait déjà présumer que la suppression de l'accommodation signifie aussi la suppression des conséquences fâcheuses de l'accommodation, et que l'inactivité du muscle ciliaire doit favoriser la nutrition de la choroïde et de la rétine du fond aminci, ectatique de l'œil.

« Le résultat des opérations justifie la théorie et démontre une amélioration de la fonction, en partie au moins, une corrélation avec une meilleure nutrition. »

La cure d'ésérine.

On dit communément que le sulfate neutre d'ésérine *contracture* le muscle ciliaire. Ce *fait*, généralement vrai après quelques instillations de sulfate neutre d'ésérine, cesse de l'être quand on prolonge les instillations de ce myotique. Je l'ai dit (*Myopie des liseurs*), et j'ai cité l'explication qu'en donne Landolt et les expériences de Holtke et Pluffer.

J'instille tous les soirs de une à trois gouttes de sulfate neutre d'ésérine dans les yeux myopes. Dans les cas que j'ai observés, cinq à dix instillations ont été nécessaires pour faire disparaître le spasme. Dans celui de Dobrwolky (Klin. Monat. f. aug., juin, 1899), après une instillation d'ésérine, la myopie disparaissait, mais reparaissait dès qu'on supprimait l'administration de ce myotique.

C'est qu'en effet, pour rendre impossible le retour du spasme, il faut anéantir la vitalité du muscle ciliaire. Ce résultat, le sulfate neutre d'ésérine ne le procure qu'après plusieurs centaines d'instillations.

L'observation[1] que M. Bettremieux, de Roubaix, a communiquée (mai 1900) à l'Académie de médecine prouve que la pilocarpine a, comme le sulfate neutre d'ésérine, la propriété de faire disparaître le *spasme* du muscle ciliaire.

L'avenir dira, — ce qui me paraît probable, — si la pilocarpine (et les autres myotiques) a également le pouvoir d'anéantir la vitalité du muscle ciliaire, de supprimer l'accommodation[2].

Ces traitements, qui exigent une patience double et à toute épreuve, peuvent être conseillés aux myopes que le mot « opération » affole.

1. M. Bettremieux (Roubaix) a traité avec succès un enfant de quatorze ans atteint de 5 D à droite et de 4 D à gauche, par les instillations répétées de collyre à la pilocarpine, jointes à l'application d'un bandage ouaté compressif pendant la nuit. Au bout de cinq mois de ce traitement, le jeune écolier, sans interrompre ses études, vit sa myopie décroître, en sorte qu'elle ne mesurait plus que 3,50 D à droite et 2,75 D à gauche, ce que M. Bettremieux explique par le raccourcissement de l'axe antéro-postérieur du globe oculaire sous l'influence de la compression et du collyre myotique. » (*Revue médicale.*)

2. « L'observation d'une dizaine de cas, suivis depuis bientôt huit ans, m'autorise à croire que la *pilocarpine* a une action très favorable dans le traitement de la myopie progressive. ». (*C. de* Paris, 1889, Suarez de Mendozza.)

Le nasalorexis ou procédé Rolland.

Le nasalorexis est très facilement accepté par les myopes. Il leur plaît, en effet, d'apprendre qu'il procure la parésie de l'accommodation *sans toucher à l'œil*, à l'aide d'un traumatisme insignifiant, d'une égratignure chirurgicale localisée de chaque côté de la racine du nez, sans chloroforme et néanmoins sans douleur (anesthésie locale) en quelques minutes.

Ce qui les rassure bien plus encore, c'est que le *nasalorexis* n'aggrave pas la situation du myope et *ne peut pas l'aggraver*, ne laisse pas de stigmates, ne déprécie pas l'œil, ne compromet pas l'avenir de l'opéré.

Faite par des mains aseptiques et très expérimentées, la minuscule effraction que nécessite la découverte du nasal externe est cicatrisée après trois jours.

Quinze jours plus tard, on la confond avec un pli de la peau. Après trois mois, même avec une loupe, on ne peut retrouver le point où le nasalorexis a été pratiqué.

Cet avantage est très appréciable et très apprécié pour deux causes : la première est le désir qu'éprouve tout le monde de conserver intacte sa physionomie; la deuxième est la nécessité de ne pas signaler à l'attention de l'employeur, Etat ou Individu, ceux qui ont demandé à l'Art la conservation du degré d'acuité visuelle que la place convoitée exige.

Cette *innocuité absolue* du nasalorexis permet donc de le pratiquer dès l'apparition du premier excès d'allongement, chez des enfants à peine myopes, dont l'acuité visuelle est presque égale à la normale, à des sujets, en un mot, dont les yeux ont encore, suivant l'énergique expression de Giraud-Teulon, « une valeur industrielle. »

Or, comme il est démontré que pour conserver à l'œil tout son capital d'acuité visuelle natif il faut prévenir tout excès d'allongement, et que pour maintenir l'acuité visuelle d'un œil allongé à un degré très proche de la normale il faut que l'Art rende stationnaire le premier excès d'allongement *dès le lendemain* de la myopie et *au grand matin*, il est démontré, par suite, que le nasalorexis, qui peut être pratiqué *dès le lendemain* de la myopie et *pourrait être pratiqué la veille*, est de tous les traitements chirurgicaux conseillés contre cette déformation civilisatrice du type primitif (hypermétropie) de l'œil, le SEUL, jusqu'à cette heure, CAPABLE de DONNER SATISFACTION à TOUS ces DESIDERATA *de la prévention et de la cure de la myopie.*

Les résultats (voir *Myopie des liseurs,* p. 91) que procure le nasalorexis *bien exécuté,* dépendent donc du degré d'allongement de l'œil, de l'*âge de la myopie,* de l'époque à laquelle le myope demande au nasalorexis de rendre stationnaire l'allongement de son œil, de conserver son acuité visuelle.

Tarde venientibus ossa.

La suppression du cristallin transparent.

C'est depuis les travaux de Vacher, d'Orléans, et de Fukala, de Vienne (Autriche), que cette opération est entrée dans la pratique.

Considéré comme l'*art d'accommoder les restes d'un œil* devenu extrêmement myope, le traitement Vacher-Fukala est un bienfait. Je l'ai employé avec succès et je continuerai à le conseiller aux myopes de seize dioptries et au-dessus, à ceux auxquels le nasalorexis ne convient plus. Mais considéré non plus comme moyen de rendre un peu de vision utile à un quasi-aveugle, à un myope dont il est impossible de corriger pratiquement la myopie avec des verres concaves, mais comme moyen de prévenir l'excès d'allongement, l'allongement moyen, ses progrès, ses complications, de conserver le degré d'acuité visuelle que l'armée et la lutte pour la vie exigent, en un mot de conjurer le péril myopique, le traitement Vacher-Fukala est inférieur au nasalorexis.

Cette infériorité lui vient non pas de son impuissance à supprimer l'accommodation, mais de deux circonstances :

La première est que le traitement Vacher-Fukala, ayant au moins la gravité d'une opération de cataracte par discission ou par extraction, ne peut être conseillé qu'aux myopes ayant au moins dix dioptries, à des sujets dont l'allongement antéro-postérieur et, par suite, la dégradation de l'acuité visuelle sont extrêmes.

La deuxième est que, dans les cas les plus favorables, le traitement Vacher-Fakala laisse des stigmates inéluctables et indélébiles. Or, ces stigmates, même dans le cas de restitution totale de l'acuité visuelle et de retour à l'emmétropie, interdisent l'admission dans l'armée, dans les écoles, etc., etc.

ÉPILOGUE

Giraud-Teulon, membre de l'Académie de médecine, a écrit :

« La myopie est considérée dans le public comme un simple état optique, et même comme une vue avantageuse; l'œil myope est, dit-on, *un bon œil.*

« *Cette opinion est un déplorable préjugé*; l'histoire anatomique de la myopie démontre que cette condition de la vue n'est pas simplement une condition optique, *mais une maladie grave* tant que sa cause continue d'agir, et il est de la plus haute importance que le sentiment général change du tout au tout à cet endroit.

« Il n'est point de jour où nous n'entendions quelque chose comme ce qui suit : « J'ai des yeux excellents; je lis des caractères que la plupart des personnes de mon âge ne peuvent distinguer, au crépuscule ou au clair de lune. Cette supériorité de mes yeux se manifeste de façon plus étonnante encore; j'ai plus de cinquante ans et n'ai jamais éprouvé le besoin de lunettes. Je vois positivement aujourd'hui à distance des objets qu'assurément je n'aurais pas distingués il y a vingt ans. *L'œil myope est donc meilleur que l'œil commun, et de plus il est évident qu'il s'améliore avec les années.* »

« Ces observations, considérées en elles-mêmes, sont exactes et cependant leur *conclusion est absolument fausse.* »

Et après en avoir fourni des preuves péremptoires (voir *Myopie des liseurs*, p. 11), Giraud-Teulon conclut :

« Si l'on considère en quoi consiste anatomiquement la myopie, *ses caractères désastreusement progressifs tant que continuent à régner les causes qui l'ont fait naître*; si l'on jette les yeux sur le tableau des conséquences régulières du staphylôme postérieur, on est promptement obligé à porter sur l'œil myope un jugement directement opposé aux préjugés régnants.

« Le ramollissement du vitré, la disparition de la choroïde, couche par couche, dans le district et jusqu'au centre de la *macula lutea* (centre de perfection des images), les scotomes (mouches fixes) plus ou moins centraux par hémorragies choroïdiennes, les opacités de la fossette hyaloïdienne et des couches postérieures de la lentille; enfin, le *terrible décollement de la rétine, la cécité,* VOILA NOTRE RÉPONSE AUX OPINIONS ENCORE GÉNÉRALEMENT RÉPANDUES *sur les* qualités de l'œil myope. »

. .

De quoi seront faits demain les moyens de prévenir l'allongement de l'œil voué par le Créateur à la brièveté (hypermétropie), de rendre stationnaire l'excès d'allongement que la lecture engendre, de préserver l'œil du liseur de la myopie, de la fatalité de ses progrès, de ses redoutables complications, de conjurer, en un mot, le péril individuel et social que Giraud-Teulon, membre de l'Académie de médecine, vient de dénoncer avec tant d'autorité?

— De nouveaux progrès, à coup sûr!

Mais aujourd'hui, le liseur, pour conserver le rendement visuel *(l'acuité visuelle)* que l'armée, les grandes écoles, l'industrie, la lutte pour la vie exigent ne possède, que cinq moyens :

La résistance native du fond de son œil[1];

Une bienveillance du hasard[2];

1. La résistance native du fond de l'œil diminue chaque jour. L'instruction devient universelle même chez les filles. *Si nous n'y prenons garde, les croisements avec des personnes douées d'yeux normaux* (capables de résister au degré de pression intra-oculaire qu'engendre la lecture) *non fatigués par les études seront de plus en plus rares.* (Motais.)

2. Le « hasard » veut dire une condition dont l'œil a tiré un bénéfice, mais qui n'avait pas été recherchée dans le but de rendre la myopie stationnaire. Le passage d'une vie de travail assis à une existence libre au grand air, la fin des études de l'Université ou des hautes écoles, une amélioration de l'éclairage, de la santé générale, etc., sont le « hasard » quand ces circonstances n'ont pas été une conséquence de la volonté d'un myope ou d'un conseil. Mais recherchées et réalisées dans le but de rendre la myopie stationnaire, elles deviennent « l'hygiène. »

Les renforts de l'hygiène que je viens d'indiquer;

Et, dans le cas d'insuffisance de ces secours hygiéniques, par omission, retard ou défectuosité de leur application,

La suppression de la lecture

ou

La suppression par l'Art du travail accommodatif que la lecture engendre.

Toulouse, Imp. DOULADOURE-PRIVAT, rue St-Rome, 39. — 9195

123

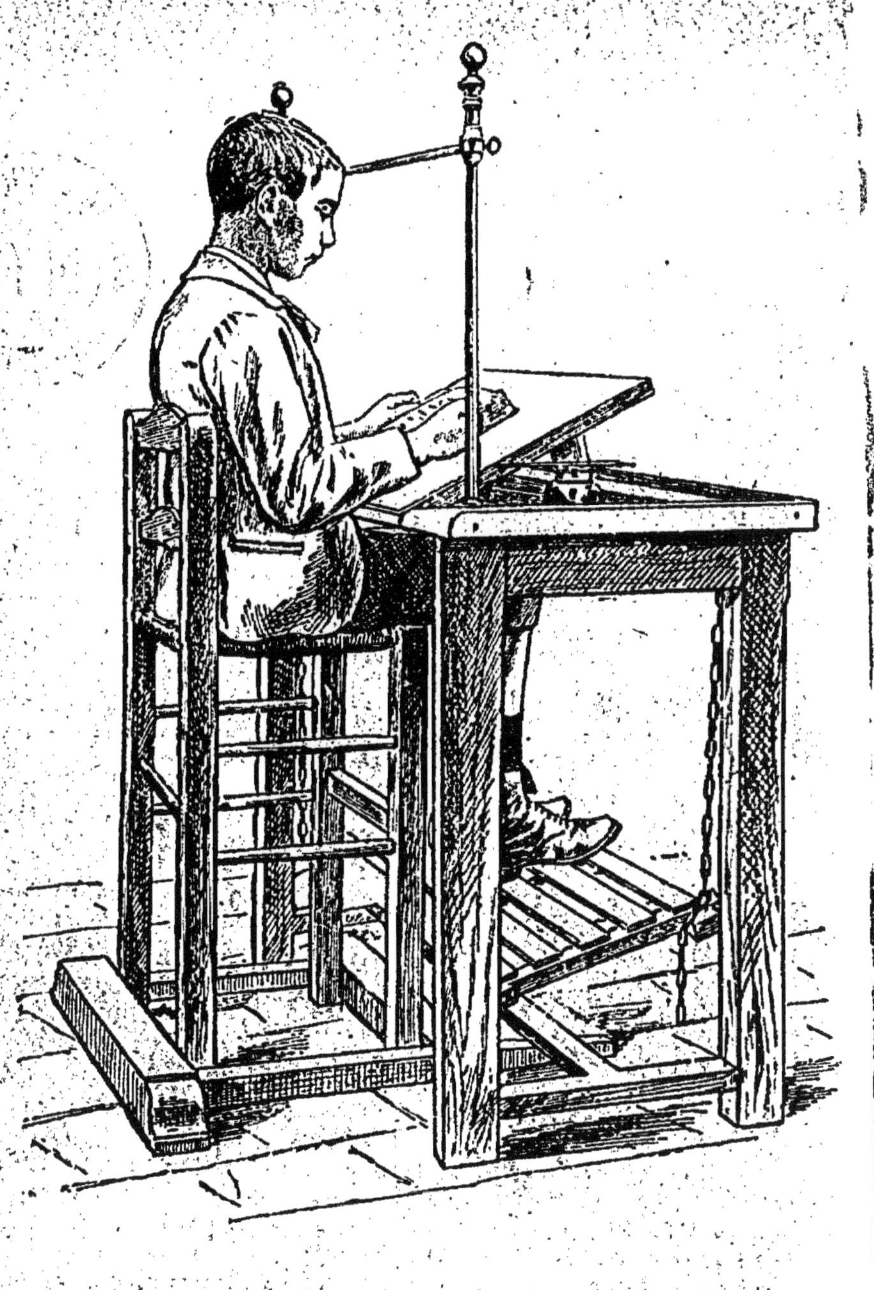

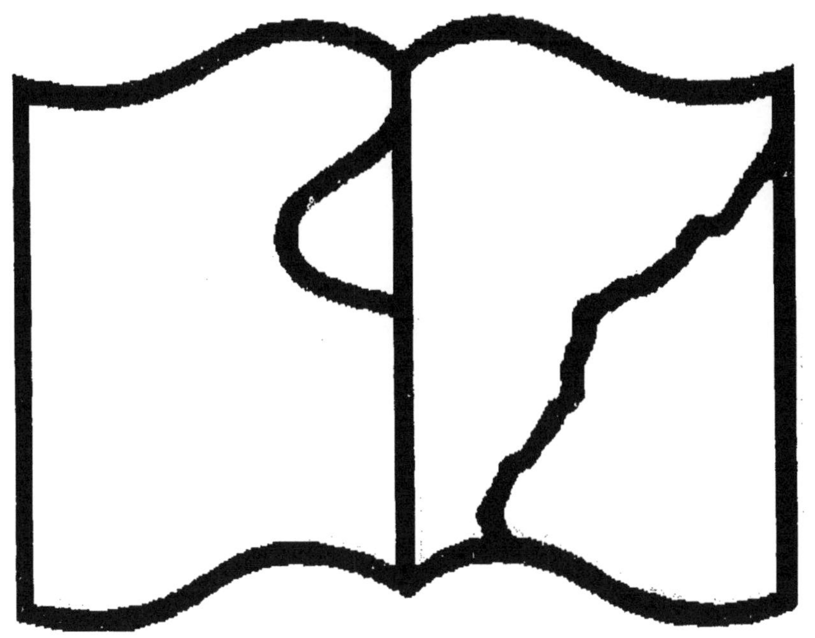

Texte détérioré - reliure défectueuse

NF Z 43-120-11

www.ingramcontent.com/pod-product-compliance
Ingram Content Group UK Ltd.
Pitfield, Milton Keynes, MK11 3LW, UK
UKHW021133230726
13926UKWH00002B/764

9 782016 164495